在米ドクター60年

―日米両国から表彰された開業医―

中澤　弘

総合医学社

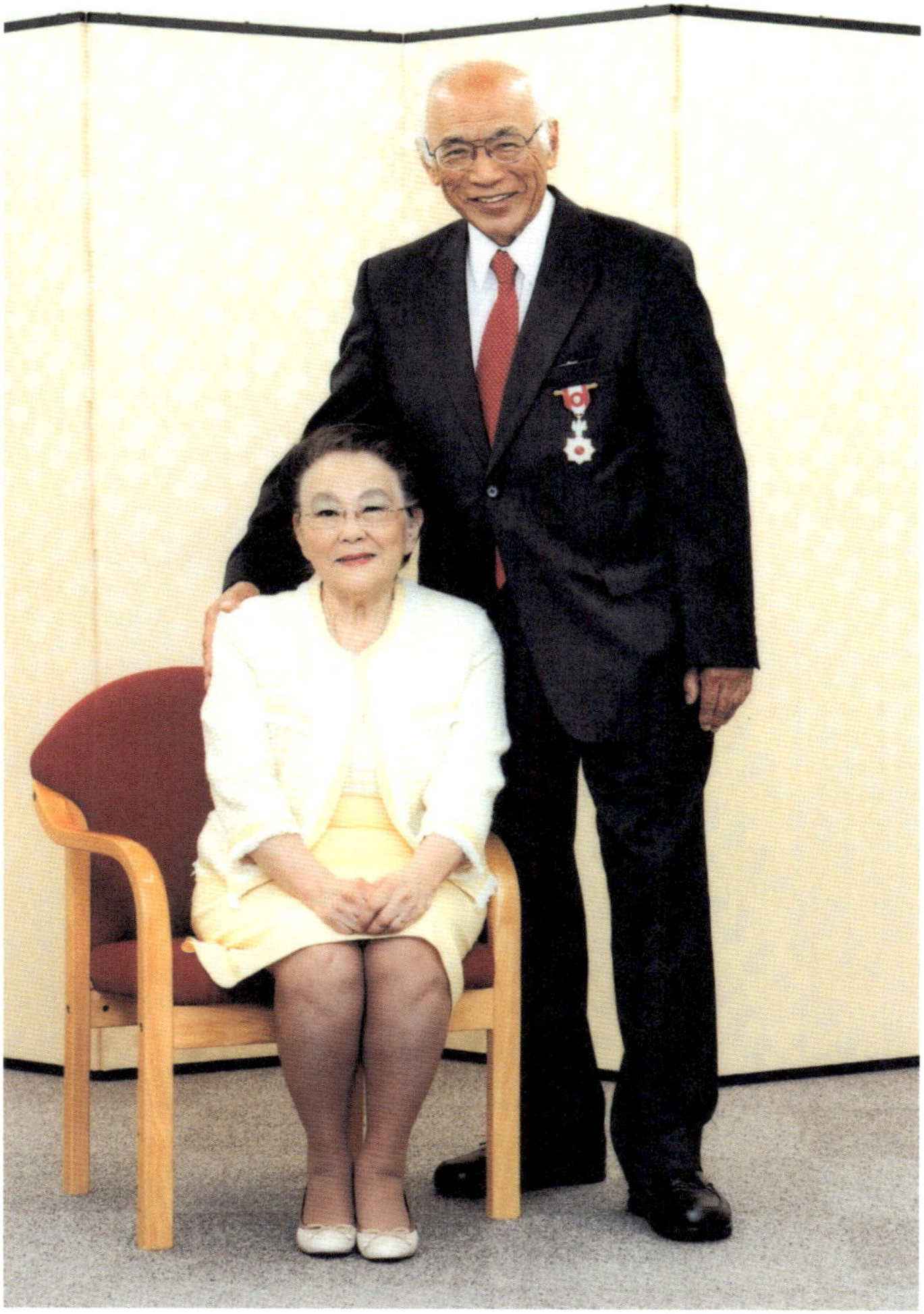

著者近影（妻 峰子と）

父母に捧ぐ

推薦の辞

これは、第二次大戦後、間もなく若くして渡米し、数多の苦難と試練を乗り越え、米国地域社会の良き市民、指導者として生き抜いた一人の日本人外科医の物語りである。中澤弘先生は、メリーランド州ボルチモアで現在もご健在で、ご夫人と多くの家族に囲まれながら現役で活躍中である。

先生は、戦争の時代を少年として日本で過ごし、家業の医業を継ぐことを決心して、戦後千葉大学医学部に入学される。そしてアメリカ映画で勉強した南部訛りの英語で横須賀米海軍病院のインターン採用試験を受けるのであるが、これが長い米国との関わり合いの出発点、「第2の人生」の始まりとなるのである。この間の事情は、大半の人生を送ることとなる米国社会の荒波を乗り越えて行く上で必要な氏の「ひらめき」と「行動する勇気」を物語っている。

渡米してからの中澤先生は、外科医開業、ボルチモア市医師会会長、聖アグネス病院全医師会会長、メリーランド州医師会副議長と、地域に密着した日本人として類い稀な業績を残される。競争の厳しい実力社会において認められ、尊敬される名士、所謂「成し遂げた男（self made man）」となるのである。それは汗と涙にまみれた格闘のドラマでもある。

しかし同時に、この間のいくつかの失敗や挫折の体験も明らかにされ、これらを「失敗は成功の基」として戒めにされている。また、アメリカ人の良さ、「懐の広さ」を体験として語っている。そして周囲の人々の励ましと支援、とりわけ、「頭の上がらない」峰子夫人に対し、「外側はアメリカ人のごとく振る舞い、アメリカ人の考えを貫き通すが、内は、全く日本人のような昔流の所がよく残っている」として、感謝の意を表されている。夫人は、氏の偉大なる導き手である。

いかなる個人のストーリーも、それを取り巻く社会や時代の状況ないし精神と切り離すことはできず、中澤先生もその例外ではない。

太平洋戦争は、当時の大方の日本人と同様に、先生のご両親や家庭にも甚大な影響を及ぼし、その中で苦学力行し、「人生の賭け」に出て渡米した若き中澤医師は、ボルチモアで日系人三世の峰子（夫人）と出会い結婚する。そしてその峰子夫人もまた多くの日系人と同様に、戦争中は『ジャップ』と呼ばれ、ひどい仕打ちを受けるのである。戦後七〇年余を経た今日、「家の祖国である日本と自分の国アメリカ」の戦争の心の傷がなお残っているのである。政治や外交上の和解や誓いは、傷ついた人々の慰めにはなっても、その記憶を消し去ることはできないのである。

中澤先生は、地元医師会のリーダーであると同時に、川崎・ボルチモア委員会会長として姉妹関係の強化、草の根交流の推進に奔走される。今日の日米両国の強い絆、米国朝野、超党派の日本に対する温かい友情は、このような数多の個人の努力によって支えられている。

私は駐米大使として米国に勤務の際、中澤ご夫妻に知遇を得た。一般外科医からさらに東洋医学、鍼医師へとウィングを拡げられた先生に、レセプションなどでお会いする度に、「調子はどうですか、鍼は良いですよ」と声をかけられ、それだけで暖かい風が心の中を吹き抜けていき、鍼治療を受けたような気持ちになった。

先生は、物語の最後に、日本、特に若い人達に、「若い時に、外に出て、外の空気を吸って、自分の周りにいる人達を知り、勉強を積むような努力をしないと、また将来日本は取り残されてしまうような気がする」とのメッセージを贈っておられる。蓋し、同感である。

二〇一八年一二月末日　東京にて

佐々江賢一郎
（前駐米大使）

目次

1　生いたちと高崎での暮らし

私は、昭和七（一九三二）年、群馬県高崎市に生まれた。父は明治二八（一八九五）年日清戦争勃発一年後に、母は明治三七（一九〇四）年日露戦争勃発の年に生まれた。その翌年にポーツマス条約が締結されたが、この頃からアメリカでは日本人排斥論が横行し始めていた。大正三（一九一四）年には第一次世界大戦が勃発し、日本は戦勝国なのに一等国と同じように扱われなかったことに国民の不満が亢じていた。そしてアメリカでは大正一三（一九二四）年にウィルソン大統領は「排日移民法」に署名。日本でもその人種差別に反発が強くなった。姉は、昭和五（一九三〇）年生まれ。日本は軍部が満州経営にのり出し、翌年（一九三一年）満州事変が勃発、父は出征した。私の生まれた頃は、日支（中）の関係は増々悪化し、五歳の時（一九三七年）、日支事変が始まり、高崎駅前では、歩兵一五連隊が歓呼の声に送られて出立することが多くなった。小学校二年生の昭和一四

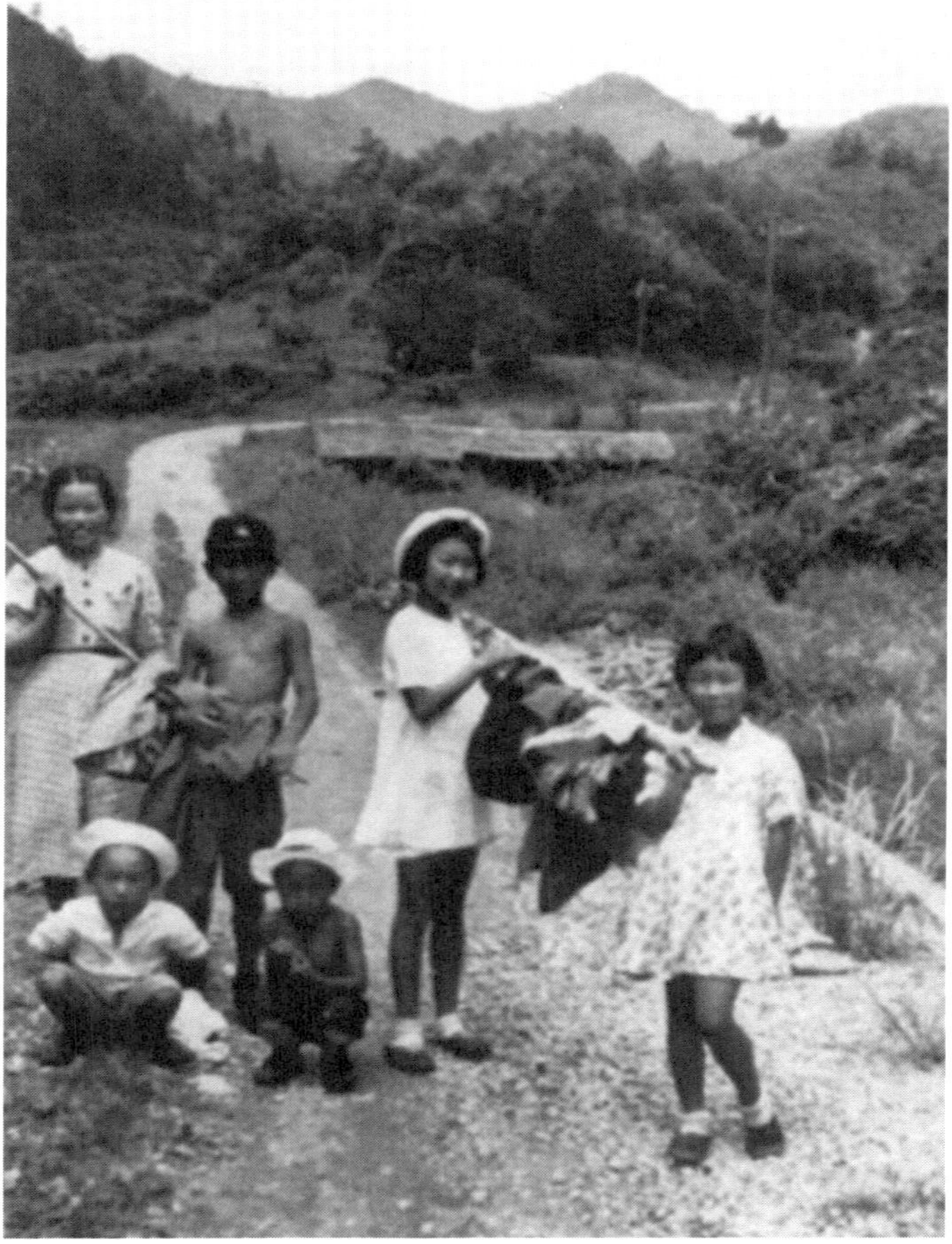

小学３年生の頃
夏休みに山奥の父の生家へ
姉と妹。弟は白い帽子をかぶっている。

年には、日本軍がノモンハン事変で敗れ、軍部はさらに陸海軍拡張にのり出した。父は北支に二度目の応召を受けて出立。昭和一五（一九四〇）年には日独伊三国同盟が締結され、続いて日支事変処理のためか南部仏印への進駐などにより、日米関係が悪化した。アメリカは日本の在米資産を凍結し、ガソリン禁輸を行った。日米交渉は暗礁にのり上げ、日本は対米英戦争を準備し始めることになる。父はその昭和一六（一九四一）年の夏、北支から帰還して二年経たずに、三度目の応召を受けた。父は私に、「お前は長男なのだから、家を守り、母を助け、姉弟の面倒を見てくれ」と、はっきり言い残して出立していったが、私は何か大変なことが起こりつつあるという予感がして緊張したことを覚えている。そして一二月には大東亜戦争（太平洋戦争）に突入して行くのである。

父母の生まれた年からこの第二次世界大戦を含めると実に七回もの戦争があった。私の生い立ちは、実に戦争の落し児ではないかと思われるほどである。幼稚園ではすでに木銃が教室にあり。私はケンカばかりして頭に何度もコブを貰った。私は家長制度の長男、しかも父不在とあって、神経質なのに威張ってずいぶん母や姉たちに乱暴したらしい。手のかかるワガママの子であったと思うが、小学校に上がった頃、近所の高崎駅の存在が私を救ってくれた。私の家は駅から三分程、私は駅に行き、近くの鉄橋の上に立って下を通る汽車の吐き出す黒い蒸気に包まれるのが好きだった。真っ黒になった顔の煤を母などに見せて上機嫌なのである。駅の中では発着時刻表が掲示してあるが、次々にそれを暗記し始め、小学校二年で教わる九九などより、早く覚えてしまった。母の診療所は住居に隣接してあったが、患者が待合室にある時刻表を見ながら次の列車はいつかと調べていると、私が飛び出して、「上野方面でしたら次は何時何分ですよ」と言うことが出来て、患者の間では評判になった。小三の頃は、『全国列車時刻表』という本を本屋で見つけ、高崎を高崎線上りに乗って三番目の神保原《じんぼはら》という駅で、今度は下りの汽車がそこで待合せしているから、飛び乗って、また高崎へ帰って来られるということなど、皆時刻表から読みとって実行に移した。しかも入場券だけで行くという芸当をやり、知らん顔して帰宅。しかし母に「どこに行っていたんだい」と聞かれ、すぐに止めてしまった。一方で、ますます荒々しくなった当時の気風と生活の中で、母は小学館や講談社から本をとり寄せてくれた。姉と私は今までに耳にしなかった野口英世、リンカーン、エディソンなどの絵本をむさぶるように読み、私は同級生などに見せたことを覚えている。そして最も記憶に残る昭和一六（一九四一）年がやって来た。その小四の担任は眞下《マシモ》先生、「ラッキョー」のあだ名のごとく頭の前がハゲ上った音楽の先生だった。先生はクラス全員をピアノの前に座らせ、突然ピアノを弾き出した。あまりに形破りのことなのでクスクス笑うものが出始めたが、私は初めて聞くピアノ曲に（後にシューマンのソナタだったことを知るのだが）、生まれて初めて、心に何か語りかけるような静けさを感じて、子供ながらに感動したのを覚えている。そして音楽が私の一生の趣味となったことを忘れない。その夏、父から手紙が届き台湾にいることが判ったが、詳しいことは何も書いていなかった。

この四年生の夏、さらに私にとって最も重大な経験をすることになる。その長い夏休み、夕涼みを家の前でしていた時、近所の青年団の二、三人の方達が何か真剣になって、地図を囲んで相談しているのを見た。それは尾瀬への五泊六日の登山のプランニングだった。私は衝動的に「行きたい」気持にかられ、その場で彼等に一緒に連れて行って欲しいと願った。私は体は大きい方だが、何せ九歳だったので、始めから断わられた。私はどうしても行きたい、未知の山なら父と行ったこともあるからと、母から彼等の母達を通して頼んで貰ったので、渋々承知してくれた。本で見ると尾瀬は、群馬、栃木、福島、新潟と四県に繋がる高山、有名な燧《ひうち》ケ岳や至仏《しぶつ》山に、花畑で知られる尾瀬ヶ原や沼があり、私にとって未知の国へ行く夢のような話なのである。そして米一升、雨具、飯盒、下着、靴などをリュックサックに入れ、担いだら重くて後ろにひっくり返ってしまった。私は母や近所の人達に見送られ出発。沼田からは木炭のバスに乗って鎌田まで。もちろん当時はガソリンはなく、木炭で満員のバスは栗生《くりう》峠を上るだけでも大変。今は尾瀬はハイキングのように車で上の方まで行けるらしいが、当時は違っていた。しかも鎌田から古仲《コナカ》、戸倉、大清水と県道を三時間も歩いて、ようやく尾瀬入口の三平《さんぺい》峠にかかるのである。あの夏のギラギラする太陽の中をただ歩いた。私は荷物が肩にくいこみ、汗が止まらない。足にマメが出来たらしく、無性に痛い。何でこんな所へ来たのだろうかと涙より汗、大声で泣きたくなったが、皆のことを考えて耐え、こらえた。ようやく三平峠の入口に着き、今度は急な登り坂の山道で岩がつき出し、所々清水が湧き出て、一口だけでも美味しかった。時々、一人の青年の方が私の後について黙々と尻を押してくれたのだが、私は必死で歯を食いしばって登った。足は感覚が無いようだし、頭の中はカラッポ、時々の小休止で新鮮な空気を吸って、また出発。ついに峠を登りきった。この瞬間の感動を今でも忘れない。いや忘れられない。何か初めて自分の力で出来たという満足感のほかに、努力すれば何か自分でも出来るという自信のようなものが自然と沸き上がってくる、その経験は今でもはっきりと覚えている。またこれが将来における私の道程の指標になったと思う。皆は私には何も言わなかったが、安心して下さったと私は思った。その夜長蔵《ちょうぞう》小屋で夕食をし、私は着のみ着のままぐっすり寝込んでしまった。翌日は軽装で近くの燧《ひうち》ケ岳へ登山、今度はあの痛かった足も軽く感じて三時間かけて、ゆっくり登頂。四方の山々、その四県の頂上から皆で一斉に立小便。小屋で作って下さった日の丸のオニギリと沢庵《たくわん》を心から満喫した。その後はゆっくりと尾瀬沼や尾瀬ヶ原での静かな風景を満喫し、水芭蕉などの高山植物をながめながら、一日を静かに過ごしたことも忘れられない、それに人出も少く、静かな空気が心を休ませてくれたのが何よりだった。至仏《しぶつ》山にも登り、数多くの橋の欄干にとぐろを巻いて眠っている蛇などをそっと見ながら鳩待《はとまち》峠から下山できた。その頃は私はもう歌を皆で歌いながら下りて来たのだが。初めて見た故郷の大自然に誇りを強く感じた。帰宅して母を始め、姉弟にも私の経験して来た一部始終を何度も話した。また近所の青年達の母からも褒られて得意になった。

そしてその年の一二月八日（アメリカでは七日）、ついに日本は太平洋戦争を始めた。日本海軍の真珠湾空襲に始まり、マライ・フィリピンなどにも上陸し、私達は誰もが勝利のニュースに歓喜し、私達の学校での授業も落着かない日々が多くなった。私はいつも父がどこにいるのか母と共に心配していたが、父はその一二月のクリスマスにフィリピンのルソン島に上陸し、リンガエン湾のその時の情景の写真を上毛新聞に送って来て、それが掲載されているのに驚いた。そして一月（一九四二年）には、マニラに移り元気でいるという簡単な手紙を受け取った。私達は戦争がこれからどうなるのか不安の中で、父はラバウル辺りに送られたらしい。詳しいことは後になって判ったのだが、シンガポール陥落の時、つまり昭和一七（一九四二）年に、軍の一部に和平論が持ち上り、この機を捉えて妥協講和はどうかとの意見が出始め、父の上司などが関わったらしい。しかし大部の軍部は見向きもせず、恐らく父など下部の者は遠ざけられたような気がする。そしてこれも後に判ったのだが、今度は八月頃には、ガダルカナル島へ上陸、そこで丸六ヶ月間、にがい体験を重ね、しかし幸運にも生き延びてラバウルまで帰ることが出来た。これは皆帰国した父からの話である。後年、私がアメリカに渡り、ボルチモア市医師会長の頃、一九九五年にメリーランド州医師会が終戦五〇年を期し、アメリカ医師の戦争体験を集めて特別雑誌を刊行することになり、私の子供の頃の体験——つまり日本での状況を依頼され、英文で書いたものがある。私の生い立ちは、皆同世代の若者達と同じく戦争のなかで何とか育てられた。しかし昭和七年生まれより、三、四歳上の方々は、多くはその戦争の犠牲者になられたことは忘れることが出来ない。

2　両親と家族

父中澤賛《たすく》は明治生まれで、日本国の発展の初期に生まれ、日本軍隊の一員として三度も出征、ガダルカナル島の戦闘から奇跡的に生還するまでその名の通り、国を賛け、帰国してから今度は大政翼賛会《よくさんかい》に属し、高崎市では副会長として銃後のために力を尽くした。しかし今から考えると、餓死寸前の危機を乗り越えて来たためか、今でいうＰＴＳＤから抜け切れず、精神的にそのストレスのために、物事に対する判断力が弱まったことは否めない。中澤家一五代当主として、群馬県利根郡薗《その》原という山奥の庄屋に生まれたが、家が代々傾き、本人は沼田中学を二年で中退し、衛生兵として入隊、そして努力によって衛生中尉にまで昇進し、母と結婚し、三男三女の家庭を作ったが、今から考えると、家には父不在の時が多く、特に男子にとっては何か肩身の狭い思いがあった。しかし私達には幸いにも母が男勝りという訳ではないが、よく父代わりになって私達を支えてくれたと思う。

父は一言でいえば鷹揚で、結構人望があり、そして情にもろかった。後年、末弟の事業に巻き込まれて母をはじめ私達子供までをドン底に陥れたのであった。父の趣味は書道であった。それだけは皆ハッキリと言える。二度も中国に行き、特に北支方面では、泰山《たいざん》をはじめ書蹟に関する地域を廻って歩き、多くの立派な書を買い求めて送って来た。給料は皆それに使ってしまったらしい。いつも顔真卿《がんしんけい》や王羲之《おうぎし》などの書の立派なことを私達に話し、また本人は病気療養中でも、古新聞が真黒になるまで手習いを続けたことなど忘れられない。とにかく変わった軍人だったと思う。

母、中澤於君《おきみ》に関しては、一九九八年発行された高崎市政一〇〇周年の「広報」一〇〇号に『女性の社会進出と最初の女医』と題して次のように書き残されている。「昭和三（一九二八）年、高崎市内で初めての女医として中澤於君が開業しました。於君は明治三七年、石田清次郎、ちいの長女として砂賀町に生まれ、少女期から病弱な弟を看護したことから医師になる決意をしました。高崎高等女学校から東京女子医学専門学校（現東京女子医科大学）に進学。大正一五年に卒業し、東京大学付属病院で眼科研修後、高崎に帰り、二四歳のとき、八島町に石田眼科医院を開院しました。昭和四年、中澤賛と結婚して、中澤に改姓しましたが、医院名はそのままでした。

高崎では、明治以来トラコーマなどの眼病に悩む患者が多く、診療に追われる毎日でした。いつも優しく温かく「医は仁術なり」の博愛の心で診療にあたり、生活上の相談にも気安く応じました。「愛と平和、自然に率直に」が信条で、家庭では三男三女の母として、また医師としての生活も両立させました。戦後、仲間と、市内の女医の親睦団体として『高崎女医会』を組織、初代会長として後進の指導育成にも尽力しました。……昭和初期は、経済不況の暗い時代でしたが、他面、女性活動の胎動期でもありました。」とある。

母がいつも私達に話したなかで、当時東京女子医専を設立した吉岡彌生先生（一八七一―一九五九）のことが最も印象に残る。先生は一九〇〇年に東京女医学校を創り、一九〇二年には、自分の出産を生徒全員に教材として見せたことが「日本女医史」（一九七一年）にも載っているが、母は「吉岡先生、吉岡先生」と、心から尊敬し、「至誠」の心を最後まで貫いたと思う。後年に父の失敗で、母もひどい精神的な打撃を受け、毎日の診療と生活で苦悩した日々が続いたが、患者には絶対に自分の内面を示さず、何とか切り抜けたのであったが、最も頼りにしていた私が渡米し、そのまま、アメリカに住みついて、私は本当に親不孝者だと考えざるを得ない。アメリカには何度も来て戴き、私の子供達とも慣れ親んだ生活を二、三ヶ月ずつ過ごしたが、最後はやっぱり父の所へ帰るといって帰国した。

戒名は、

父、翼賛院泰山雅峰居士

母、慈眼院至誠智悲光大姉

とある。

母との最後の会話で、「私はこれから女医会のメンバーと上高地に行く。山の好きだったお前のことを偲ぶよ。だけど私はお前を恨むよ」これが私への最後の言葉だった。これはいまでも私の胸につき刺っている。その夜、母は皆様とたのしい一時を過し、そのまま、急逝したとの報らせに、何も苦しまないで亡くなったのは、何よりだったと私は思う。今でも朝夕の挨拶と一家の報告を、それに誕生日、命日などに自製のスープやケーキなどを写真の前に捧げている。あの苦しかった時でも、私達を励まして下さったことは忘れられない。

私達六人姉弟は、各々個性を貫いてここまでやって来たと思う。二歳上の姉は、優秀で東京女子大を出て、ミッション系の学校の先生として働き、優しき良人を得て、二人の子供を授けられ、その成長をみて永眠した。私のことをいつも「凡《ぼん》ちゃん」と言って私の先導をつとめてくれた。私は早産まれなので、姉は学校は一年上になり、私は姉が学校で何をやっているかが判るので、姉から見ればあまり勉強などせず、凡々と小学校生活を送ったと思う。二人の息子たちも各々大学の先生として充実した家庭生活を送っているようだ。

次女、節子は二歳下。とても個性的で、ピアノに興味をもち、また水泳選手として県大会などにも参加。東京の音楽学校を出て、高崎で自分のピアノ・スクールを始め、結構忙しくやっていたようだ。その一人息子は、エンジニアとして良い仕事を残しているようだ。

次男、清は早稲田大学法科に在学中に伴侶を得、石油会社に勤め、アラビア諸国、特にクウェートを中心に活躍。私達も一九七〇年に訪ねたが、彼の中東への興味と騒然たるアラブ諸国の台頭とその将来などへの警告を、その時から発しているのが注目された。献身的な夫人との間に、三女とその家族に囲まれている。

三女、敏子は、子供の頃から日本舞踊に興味を持ちつづけ、大学進学の代りに名取りになりたいと言い出し、名取りになり、最近まで踊りを教えていた由。家庭と両立させ、一男の母として静かな生活をしているらしい。

さて、最後は三男坊、隆はあだ名の如く「浮浪人」。彫刻家を志したが、私がボルチモアに招き、当地の美術大学を卒業、しばらくニューヨークで生活し帰国、本の再製を職とする伴侶の仕事を手伝い、今度またカリフォルニアに移住して来て生活している。これも二娘が各々家庭を持ち、一人は日本で、もう一人はアメリカで家庭を築いている。

私の姉弟の名前は、澄、弘、節、清、敏と、みな中澤、つまり水の流れに関しており、その最後の「隆」で、隆盛であれという両親の願いがこもっていると思うのである。

3　戦中と戦後の混乱

日本軍は、パール・ハーバーから始まる急襲的な開戦方式をとったが、各方面で成功を収め、特にシンガポール占領時は、国を挙げてのお祝いで、私達は狂喜した。駅前では、次から次へと出征する兵士を「万才、万才」と送る声で大きく賑わった。私達小学五年、六年生は皆、将来は陸軍士官学校・海軍兵学校に行くのだという決意を示すことが多くなり、軍国主義一色の毎日の生活を謳歌した。ところが突然、昭和一七（一九四二）年四月一八日に、アメリカのドーリットル中佐の爆撃隊による京浜・名古屋周辺への空襲があり、初めての日本本土での被害が報らされ、皆愕然としたことを覚えている。二ヶ月後にはミッドウェイ海戦があり、日本海軍が4空母を失う大打撃を豪ったのに、大本営は私達にはその詳細を報らせず、南方での成功だけを報じていた。しかし翌年には何か海軍の失敗があったという漠然としたニュースが私の耳にも入るようになった。また駅前では、今度は連隊に遺骨となって帰って来る兵士を、家族と私達がお出迎えすることが多くなった。

私達は父がどこにいるのか判らず不安の日々が続くなか、今度はアメリカ海兵隊が八月六日、ガダルカナル島に上陸し、日本海軍陸戦隊と人夫が建設していた飛行場を占領、これが米軍最初の反攻——予想したより早かったのだが、日本軍はミッドウェイ敗戦で制海権と制空権を失い、日本軍が上陸しても補給が続かず、米軍の地上火力によってジャングルへの後退を余儀なくされ、餓死者が出始め、空腹の上にほとんど全員が、マラリア、アメーバ赤痢などで、また栄養失調で倒れるものが増加した。この詳細は実は父が後日、九死に一生を得て、帰還してからの話でも裏付けられた。父はそのうえ負傷し、衛生兵として薬もない泥沼のジャングルで、自分の部下と共に夜間這って行動し、朝からの空襲や砲火から逃れるのが精一杯だったと、目をつぶって私達の前で話してくれたのが印象に強く残る。そして昭和一八年二月、今度は日本軍最初の撤退となり、海軍の駆逐艦でラバウル辺りに送られた。かくして日本軍は開戦以来ここで初めて守勢に転じたのであった。父は私達に敗因は何と言っても火力、しかしこれは国力の違いだと何度も語ったのだが、高崎では、軍の憲兵からは、前線で起こったことは一切口にするなという勧告を何度も受けた。考えてみると、その頃はまだ日本軍にも、負傷兵などを本国に送還する余裕があったのかどうか。

ふり返ってみると私の小四の時戦争が始まり、小五の始めに父はマニラにおり、八月にガ島に上陸して、翌年（昭和一八年）二月の撤退、ラバウルにて病気を治し、幸運にも日本へ向う船に乗ることが出来、今度は北上してパラオに向うことになるのだが、赤道直下で米潜水艦の魚雷によって船が沈み、また部下たちと真黒な油の中で一四時間、そしてパラオからの日本の駆逐艦に助けられ、今度はもっと小型の船で二週間もかけてようやく宇《う》品《じな》港に到着、そこから私達に電報が届いたのだが、その時の母が天井に飛び上るような喜び様を私は今でも忘れられない。というのは約三、四ヶ月前に私達は父達と連絡をしていた方から、「中澤消息不明」という報らせがあり、母は心配が亢じて「うつ」にかかっていたのだから、無理はない。ガ島に六ヶ月、しかも二万人以上の日本兵のうち撤退出来た兵数は一万人くらいなのだから、父からの報らせは私達全員にどんなに活力を与えたか、正に吉報中の吉報であった。

しかし、東京駅に着いた兵隊は、地獄から出て来た人たちのようで、臭くて、皆あばら骨が突き出て、杖をついてもよろよろと歩き、表情がなく故郷について家族たちに会える安心感からか、涙を流して泣き出す者もいたとのこと。私の母は、早くから列車の到着を待っていて緊張もあったのか、父の前を通り過ぎてまた一旦引き返してビックリしたらしい。体重が恐らく半分位に減っているが大きな怪我はない。何とか歩けるようだ。しかし本人はマラリヤの発作が時々あり、発作の時は冷感が襲うため、汽車の中でも車掌が毛布を何枚もかけてくれたようだ。また他の兵隊も同じ様子で、中には父よりもっとひどい人もいたが、汽車の中で皆助け合ってここまで来たのだという。母は父の好物――その頃は何もおいしい物はないが、母の手作りの日の丸弁当とコブ巻きを持参し、父は駅頭で喜んで食べ、皆との再会を期して、散会となった。父が高崎駅についた時、私達家族はもちろん父の友人たちも迎えに出て下さり、私は父の腕を自分の肩にのせて何とか帰宅出来たのであった。

父は、元々話し上手なのに、緊張がほどけても寡黙になって苦しかった日々のことを思い巡らしていたようだった。次第に心に溜めていたものが出始めたが、皆相手のアメリカのことばかり。第一がマニラで偶然出会った捕虜の米人医師や衛生兵たち――そしてそれは日本軍隊の医師達の学んで来たドイツ系のそれとは大分違う、何か新しいものを漠然と感じたという。第二には家族の者にアメリカは手強いぞ、火力を見て国力がどうも日本と違うぞ、と見て来たことを率直に話すのであったが、私はすかさず反論して「日本人の大和魂が最後には勝つ、必ずホワイトハウスに日章旗が立てられるのだ」、と感情的になって父に食ってかかったことが少なくなかった。しかし実際には、その年の夏の父の帰還の前に、アッツ島の玉砕があり、米軍はニューギニアに上陸し、正に反攻の第二歩が、ガ島に次いで決行されたのだから、私達は最後の勝利を信じていても一抹の不安があった。

私は小学六年生になり、ますます将来は海軍兵学校に入って日本海軍のため、国のために尽すことを夢見た。そして昭和一九（一九四四）年になり、高崎中学の入学試験があり、晴れて一年生、そして忘れもしない入学式がやって来た。私達はその大講堂の席につき、父兄は皆後ろの席に入って、校長の訓話を聞いた。それは長い少し難しい話だったので、大多数の生徒は皆横を向いたり、話をしたりしているのが私にも判ったが、私は真面目に聞いていたらしい。そして式終了後の帰り道に、父が私に「今日の校長の話は良かった。俺は後ろの方からお前を観察していたのだが、皆他の者が頭を動かしたり、周りを見たりしているなか、お前はジーッと校長を見つめて微動だにしなかった。お前は集中力がある。俺は本当に嬉しかった。今日は本当に良い日だなあ」と生まれて初めて一三歳にして父に褒められた。今まで私は本当に父を知らないでここまで来たのに、やっとなにか意志の疎通が出来たような気がした。

　しかし戦局は日本軍に不利、六月には米軍がサイパン島に上陸、そして守備隊が全滅し、多数の子女が崖から海中に身を投げたことも報じられた。そして一二月にはレイテ島が陥ち、翌年の昭和二〇（一九四五）年の中学二年生になった日に、米軍は沖縄島に上陸、二ヶ月後には日本軍の抵抗がなくなり、B29の本土爆撃が激しくなった。父は市を通じて防空壕の設置など防衛のための指導をして働いた。中学一、二年といっても勉強に身が入らず、私達も軍の教官の下、訓練を徹底的に叩きこまれた。ひとつ思い出がある。私はどういうわけかクラスの級長などしていたが、榛名湖《はるな》の海洋訓練で海軍の兵曹に「競争に負けたのはお前達がたるんでいるからだ」と全員直立、両手を挙げているうちに臀をオールで力一杯叩かれた。私もその一員、充分に打たれたのだが、一本しかないそのオールが半分に割れて、大部分の級友は助かった。皆は、私のような先駆者がいるから、その苦悩はつきものだと冷やかされたのを今でも覚えている。また他の教員に呼び出され、頭を叩かれたこともあり、正坐させられて、立ち上って、不安定でよろよろになったことも忘れられない。とにかく私の中学時代は半分が戦争中であり、何も身についた勉強はしていなかった。特に英語は敵性語として退けられ、後日どんなに私の将来にマイナスだったか残念で堪らない。特に生きた英語、英会話は十年後に始まったのだから、何をか言わんやであった。そして、八月、広島・長崎に原子爆弾が投下され、日本はその一五日、無条件降伏したのだった。しかし、私の両親は私達子供の前で、「ようやくこれからはお前達の世代だ」と力づけてくれたことも良く覚えている。

そして戦後の日本は混乱を極めた。今度は史上初めて敗戦国となり、上と下とが入れ替り、第一に物凄いインフレとなって物価が上り、特に米価、日常の必需品などの値段が急上昇。しかし金さえ出せば、所謂《いわゆる》闇で何でも手に入り、都市でも田舎でも闇市場が流行となった。一概に「衣食住」と生活の基準を言われるが「食衣住」となり、食物が第一。特に私の家には、六人の子が食べ盛りで、母もよく食費がかかると零《こぼ》すことが多くなった。両親の他に、母方の祖父母、二人の看護婦さんの大所帯。時々、父と私は田舎の百姓家まで出掛けて、少しばかりの米を安い値段で買うために、汽車で新潟県の方まで出掛けて遅くなって帰宅した。もちろんこれは御法度で、警察が各々駅に出張していて、二升以上は取られてしまうのだった。東京から来た米運搬の専門の人たちは、皆着ている服が二重に作り直してあり、その空間に米をつめこむと五升は楽に内側に入るから、何とかなると言って列車の中で披露してくれたこともあった。私達は母の患者さんで田舎の人達が米や野菜などを分けて下さることが少なくなかったので、何とか助けられたという日々が続いた。

中二の秋に父が近所の方から田畠を借りて百姓を始めたいが、私に助けて貰えるかと言い出した。私はもちろんのこと「やりましょう」と答えたが、学校が次第に忙しくなり、またまた級長になっていて、非常に不安だったが、弟や妹達はまだ幼くて、私以外に出来るものはいなかったので、学校を早く終えて帰り、スポーツなどのサークルには入らない、宿題などは田畑から帰ってからやるなどの計画が出来、父と私は百姓の真似事を真剣に始めたのである。その借用した土地は私の家から歩いて一時間半程の遠距離だから、自転車でも三十分はかかる。しかもリヤカーを後《あと》につけて、重い肥料――もちろん人糞を運ぶのは容易ではない、となると、私は土曜日の半日と日曜日の一日中しか時間がない。とても無理な仕事とは判っていたが、必要な家族の食糧のためには仕方がない。さてここで人糞の話になるが、当時はどこの家でも便所の糞池が満杯で、父と近所の方々の家のフンを戴くことは第一に喜ばれた。特に私が各家々を廻って挨拶するたびに、「中澤家の御曹子がねえ」などと人の口に登ったことは私も承知だったが、私は真剣だったので別に気にしなかった。その重い満杯の樽をよろよろと父と担ぎ、リヤカーに乗せ、父が自転車を漕ぎ、私はリヤカーを後から押すという臭い話になるが、これが私達のルーティンだった。私は土地を耕し、種子を蒔き、水をかけ、肥料（糞）をかけ、草をむしり、冬には上州名物「空っ風」の寒い時に麦ふみを、その週に学んだ英単語を繰返し唱えながら何とかやった。春になると今度は、田植えの準備から始まって半エーカーの土地に水を引き、お百姓に分けて戴いた米の苗を植える田植えとなり、二、三の方々のお手伝いによって、初めて米生産の第一歩が築かれたのだった。夏休みは草むしりと肥料かけで過ごし、帰宅すると、すぐ市営のプールで泳ぎ、夜は学校の本を少し読むという日課だった。当時は農薬というものが出始め、一部の農家にはこれを田に撒くのだが、さすがに苗の生長が良く、その緑青の色が、私の人糞の苗とは違うのには驚いた。後日判ったことだが、収穫量も段違いで、その秋、私達が五俵半の米が穫れるのに、農薬を使うと一俵以上多く穫れることが判ったが、まったく歯が立たなかった。私たちは地主に二俵取られるのだが、ともかく残りは皆私達のものなのである。そして秋には脱穀が稲刈りに続き、初めての「白米」、しかも自分の手による米が、その日の夕飯に登場し、一家手を合わせて天への感謝の祈りを捧げた。父は皆に米という字は、八十八の一つ一つの仕事が積み重なって、初めて口に入るのだと私達に教え、何事も積み上げる努力を忘れるなと話した。母は畠から穫れた大きな大根や芋、ねぎなど同じように近所のお世話になった方々に「弘が作ったものです」とお裾分けに行ったようである。だから当分の間は、私達は食料に関しては、闇のお世話にならず済んだのであった。このような生活と畠仕事は、私が中二から中四の始めまで続いたのだが、将来のために必要な学業が疎かになったことに気が付いた。学校でも、近所の先輩などから高等学校（旧制）の受験などを耳にするたびに、私は少しずつ焦りを感じ始め、父に申し出て、百姓の仕事を止めにして貰った。父も自分一人では到底出来ることではなく、田地を地主に還した。

4　医師になる決意と東京への出立

その頃から私は、将来やはり医者になって医業を継ぐとの決心をしていたが、受験勉強など前途は必ずしも明るくなかった。私達のクラスも中五の方達と一緒に特別なクラスを作って貰って、夕飯後に集まって受験の講習を受けるようになったのだが、私には重荷となった。私の第一志望は、旧制の浦和高校で、医学部は地元の群馬大学が、地理的に好都合のような気がした。ところが二、三の私立旧制高校の試験があるので、力だめしに受けたらという助言もあって、東京世田谷にある旧制成城高校を受験してみた。私は初めて成城を訪れたあの日のことを今でも忘れない。それは長い銀杏並木を通って学園に入り、武蔵野の自然のなかに校舎が続き、何かのんびりした雰囲気があって気持ちが良かった。試験は何とか切り抜けた気がしたが、口答でスポーツのことを質問された時は困ってしまった。小学校の頃から相撲が好きで選手になったこと位しかなかった。二週間後に合格の知らせがあった時は、さすがに嬉しく、お金もかかる私立学校だから恐る恐る父母に尋ねてみたら、「私の好きなようにしろ」という有難い返事だったので、私はもう浦和はやめて、成城に進学をすることに決めた。聞くところによると成城はお坊っちゃん学校で、のんびりしている所謂《いわゆる》良い家庭の子弟が多い由。これは私が入学してすぐ判ったのだが、とんでもない、確かに中流でも上のクラスの家庭の子が、子供の頃から成城に入ってそのまま高校に進学して来た方々だけに、どうして仲々頭は良いし、経済的な勘もあり、流石だと思わせる人が少なくなかった。旧制の高校といえば、弊衣破帽《へいいはぼう》の姿で青春を謳歌し、寮歌を歌いながら彷徨する若者を昔の人たちは覚えているだろうが、私も寮に入り、先輩の方々にカントやヘーゲル、西田哲学など、一通りの薫陶を得て何か得意になったことも良く覚えている。しかし私達の旧制高校時代は、たったの一年で、翌年には新制高校、新制大学と移り変り、私達の初めて学んだドイツ語などは、不要になる様子、皆同級生は新制の東京大学（駒場）を狙っているらしく、私みたいに医学部に行く者は、その新制大学を2年やってからまた医学部への試験があることも判って来た。私はこの先六年かかる医学部の学費を考えると、とても私立の学校を続ける訳にはいかない。どうしても国立大学に入らなくてはならない。今の学力で果たして東京大学に入れるか不安があったが、その翌年、つまり、昭和二四（一九四九）年、受験して見事に失敗し、無念で泣いていると、姉に慰められた。「凡ちゃん、お前はまだ若い。七転八起という言葉があるが、これは一里塚だよ」と肩を叩かれたことも忘れられない。考えて見れば私は、あまりに何でも順調すぎた。「頭を冷やして初めからまたやり直しだ」、と自分に言ってきかせることが出来た。それにしても成城の一年間は今考えると、私の将来に多くの教えを刻んでくれたと思う。創立者の澤柳政太郎先生は、長野県の出身で自然の中で教育を考え、個性のある生徒を育てるべく数十年前に成城学園を創立し、今ちょうどその百年目を迎えているが、教育に大切なのは三本の柱、「個性の尊重」、「独立独行」と「所求第一義」であるとの教えを残された方である。当時私は確かに成城の生徒は秀れた個性の持ち主が多かったが、他の二つの柱には気が付かなかった。気が付いたのはずっと後日になってからである。とにかく群馬の田舎から来て、学んだものは多かった。学業の他に初めての生の音楽やオペラなどに誘って下さったり、有名な文筆家、画家などのお話を生で聴くことが出来たり、この一年は私にとって大きな踏台のような気がした。私は親達が一生懸命私への仕送りに頑張っているのに、何でも見てやろうなどという気持が強かったと思う。

成城生活が一年で終り、一浪の身となったが、幸いにも群馬県人会寄宿会が近くにあり入れて貰い、今度は同県人の方々と生活を共にした。予備校などに入らず、自分で復習や受験雑誌を中心に勉強したが、その頃から父が、自分の弟の事業に頼まれて関わり、失敗が重なって、苦労しているのがよく判った。私はどうしても医者になるとの決意を固め、今度は東京大学より千葉大学を受ける方が少し合格の確率が良さそうだということも判ってきた。そしてこの昭和二四（一九四九）年は、苦しかった日々が続き、（昨年花の人生を謳歌した時と較べものにならなかったが）、翌、昭和二五（一九五〇）年の三月、第一志望の千葉大学文理学部試験に合格し、家族の皆が何か初めて明るい気分になったと喜んでくれた。その文理学部を二年やってから、また医学部への試験が続くのだが、私は寮の近くのアルバイトを探し、特に数学を二、三の高校生に教えて生活費をつくった。その県人寮から千葉まで二時間かかるので、寮の生活も金銭も楽ではなかったが、今度は私立の学校ではないので、親にはあまり負担のかからないようにと自分の生活をきりつめた。女の子とデートなど、とんでもない。時間があれば大学の学習が大切なので、細切れのような日課だったと思う。

さてその二年間はまたたく間に過ぎ、昭和二七（一九五二）年がやって来た。正月もな

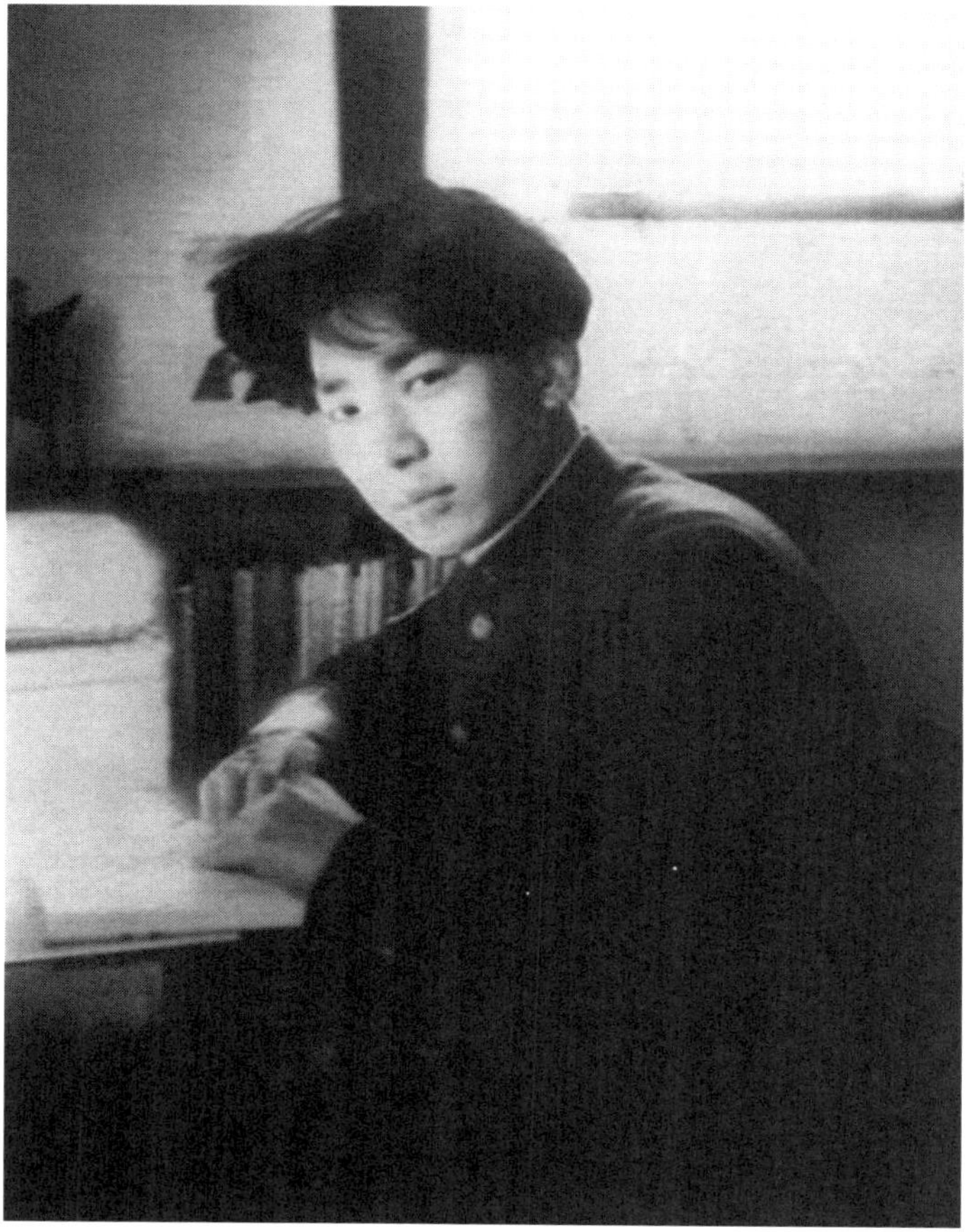

千葉大学文理学部の頃

く、三月一日に医学部受験日となる。応募者は約三・二倍の由、皆大学を二年、または三年やって必須科目を得た方達である。私はその時、東京の寮から受験するより、千葉で泊まって受験できれば、体にも頭にも良いと考えたのだが、成城高校で同級生だった方の家が、医学部から歩いて一五分の所にあり、本人とご両親も私を喜んで泊めてくださるとの由、私は本当に助かった。その友人は工学の方に進むので、心配ないという。私は心から感謝して泊めて戴いた。ところが、ところがである。第一日目の前夜から雪が降り出し、私が会場に着いたところ、東京からの受験生が電車の都合で遅れるというのであった。私は文理学部の親友が両国近くなので心配だったが、試験官は「定刻ですから始めます」と一言、すでに問題集は配られていた。私は彼のことが気になって数学を解く心が乱れたが、とにかく必死になって問題に取り組んだ。半時間位したのだろうか、ようやく十数人の方達が試験会場に走り込んで来て、私はなんと酷なんだろうと一瞬、親友を見た。彼は真赤な顔をして怒っているようにも見えたが、私も次の問題に集中していたので、これ以上彼のことは考えられなかった。この後も私は彼に見た事以外、何も聞かなかった。彼は一年後に今度は後輩として、医学部に入学してくるのだが、努力して千葉大学の小児外科教授（後日、名誉教授）になるような人物なのである。

とにかく私は、幸運にも合格出来た。その朝、高崎の友人（この方も東京医科歯科大学に合格）の母が、合格者発表の掲示を見て、「弘さんおめでとう。あなたも千葉大学医学部に入りましたよ」との嬉しい電話を下さった。私は当時、父の事業の失敗で神経を痛めていた母に報告すると、母がちょうどその昔、「父帰る」の電報に飛び上った時のように格別の笑顔をみせ、私に抱きついて涙を流しながら「良かった、良かった」と離れないのである。千葉の成城時代の友人も発表を見に行って確かめて来たと電話をよこして下さった。私は本当に彼のお陰で、あの前夜に泊めて戴いた幸運を、そのお礼を彼の両親に告げることが出来た。これも成城のお陰だと、好運を味わった。

5　実家の没落と医学生としての自活

私の好運をよそに、父の事業の失敗はなおも続き、母のうつ病は日々に重くなり、医業も時々ままならぬ日が続いた。精神科の先生が何かと骨を折って下さり、一進一退の状態が続き、私の妹弟たちも、将来の希望を失い兼ねない状態が続いたらしい。姉は学校の先生として母を支え、一家の中心となって働いたが、母の手許から父の借金返済のために取られる額が大変で、私は遠くにいても何もすることが出来ず、四月の桜のもと、同級生達は生まれて初めての楽しい医学部生活を始めたのに、私の心は乱れに乱れた。しかし私は、何とかやれるという自信があったのかもしれない。今度は習志野にある元陸軍兵舎研水寮に入り、毎日二時間かけて千葉の本校に通学したのである。寮生は皆、地方から来た方々で一年生から四年生までの静かな、そして結構刺激もある寮生活だった。一年生のメインは、何と言っても解剖学、しかも教材の死体解剖は大変で、私達はチームで共同作業となり、夜遅くなって帰寮することも少なくなかった。私は将来外科医になるつもりだったので、解剖だけは基礎となるので、しっかりやりたかった。生活の方は時折、受験勉強をしている近くの高校生に数学などを土、日を使って教えていたが、幸い授業料免除を戴いた（といっても一年三六〇〇円也、当時アメリカ一ドルが三六〇円だったので、年一〇ドルに過ぎない）。私立大学医学部の学費は、国立の十倍以上らしかった。夏休み二ヶ月は、市川の遠い親戚の家に泊めて戴き、日本橋三越で氷を使った冷蔵庫の販売をやって貯金が出来た。私は今までに物を売って金をつくったことがなかったが、私はお客様に結構説明など良くしたので、客に大変喜ばれ、上司の方から重宝がられた。八月末に帰宅して姉弟に何か買ってやることも出来た。さてその解剖で千葉の有名な森田教授がいた。先生はドイツ帰りで講義はドイツ語が多く、私は成城で一年みっちりドイツ語を学んだので、親しめる講義だった。ところが試験はガラス瓶の中に入っているプレパラートを一枚自分で抜いて取り、これを顕微鏡につけてその組織の診断を教授に答えるのである。これは私達には試練中の試練で、その診断が間違うと教授がビーダー・コメン（再試）だと言って学生達は一ヶ月後に再試となるのである。クラスも半数近くその厄に合ったらしいが、私が引き抜いたのは脳だなと始めに考え、やがて先生の針の先の細胞の名は？　と聞かれて、これはグリア細胞のひとつ、オリゴデンドログリアですと顔をあげて答えたら、今まで見たことのない笑顔を先生は見せてくれ、私は汗ぐっしょりでパスしたのをよく覚えている。

他の科目には出席しなかったことが多かったのだが、実は私はひとつ大きな冒険を始めていたのである。これは生活のためとは言え、他人には薦められない。まだ夏が始まる前だったと思うが、一年生の通学のとき、電車からみた習志野辺の青田は緑一色で稲が育ち始めた頃だった。中二、三年の頃の私の青田を考えていると、ふと心に何かひらめいた。それは、実は寄生虫、特に回虫のことだった。もちろん、人糞は私も経験しているが、この辺りの小学生の回虫はどうなのか。人一倍、その頃から好奇心が働き始めていたのか、翌日、早くから退校し、沿線の小さな駅に降り、その近くの小学校の衛生の先生を訪ねてみた。私は始めから、実は学校の小学生を対象に、糞の検査をしたい、もちろん自分のことは正直に述べ、医学生が検便して、その結果を報告したいと話した。その女の方は、校長に相談してからご返事しますとのこと。私はまず一歩前進したと思った。寮に帰り検便を手伝い出来る人を募ると四人もいて、やはり検査料をとるべきだということになり、先程の先生に一人一回5円という最低料金を告げた。二、三日して金銭に関わるのでＰＴＡ

に諮ることになるからと衛生の先生から連絡があり、約一ヶ月待つと、ＯＫが出た。マッチ箱に一人ずつの糞が入った大きな箱を取りに行き、寮に持って帰り、小さな空部屋で、大学から借りた三台の顕微鏡に上から電気とクレゾールの入った洗面器、それに最も大切な回虫の絵図を横に、私達は何とかプレパラートを見始めたのであった。すると、いるいる、ほとんど約九〇％は陽性、なかに二、三の十二指腸虫も発見した。その結果を持って、私はまた小学校に行き、先生もその回虫の頻度の多いことに驚いたようだった。この辺のお百姓は、皆農薬を使う方が多いのになぜ回虫が多いのか私も疑問を持ち、寮での勉強会も始めた。小学校から報らせがあり、ＰＴＡでも驚いた由、何とかしてくれますかという相談なのである。これを寮の先輩ですでに開業している方が、「製薬会社の方に話してサンプルを送って貰うようにしたら」と言うので、私はこれを入手し、先生のお名前で、これを小学生に飲んで戴き、二週間後にまた五円也の検査を私達がすることになった。製薬会社もこのような多数の小学生対象のランダム検査は、今まであまりなかったので、協力的であり私達も助かった。再検の結果は、半分以上が陰性になり、つまり薬が結構、効用があるという訳で、私達は小学校の方からも喜ばれた。その校医の先生は、千葉大学前身の千葉医専の出身なので、私は皆、苦学生のアルバイトだとの身分を明しておいた。このようにして私達は少しでも親の負担を軽くすることに努めたのであった。その後も二、三の小学校からの依頼があり、私達皆で協力することで、将来への貯えを造ったのであった。

一年生を終えた時、嬉しいことに成績は解剖学はA、他は低空飛行で二年生になるのである。二年生の主な講義は病理学、一年生で正常な健康体の生理学を学んだが、今度は病気になったときの私達のからだの病的な変化が如何に出るのか、その病態の本質を調べる貴重な学問である。私は検便の仕事を下級生の方達に続けて下さるようにお願いして、少しずつ臨床の方へ目を向け始めた。幸いにして、成城出身の労働生理学の福田教授が、高血圧の研究で時おり教室の方々と秋田県へ出張し、血圧と塩との関係を調べに行かれるのだが、そのチームの一員に入れて戴いた。金にはならなかったが、食べる方は心配がない、それに勉強になることが何よりのことと思い、喜んで参加させて貰った。当時、秋田など東北へ行く列車は、ほとんどが午後十時頃の上野発である。数人の教室員の方々と長い行列に混じって列車に乗るのであるが、席は満杯、私は新聞紙を座席の下に敷き、頭をその下、足は通路側になって寝るようになるし、もちろん、他の教室員も同様で、長い時間――朝まで眠らないと、翌日の仕事ができない。私はいつも良く寝たが、夜中の一時頃か、叩き起こされて、プラットホームの一分そば、うどんの店に皆で出掛け、それを早くかけ込んで、また戻ってまた寝るという芸当のようなことを繰り返したのを今でも覚えている。ただ駅名は「郡山《コオリヤマ》」かどこかはっきりしない。当時と今とを較べたら、誰にも信じて貰えないと思うが、遠距離で地方へ行く列車は、皆このような状態であった。

そして教室員の医師は、皆このように基礎医学の教室に入って、博士号を数年かかって所得し、将来の開業に備える方が少なくなかった。それほど、当時の医学博士の肩書に偉力があったらしい。後日、判ったのだが、「ノミの睾丸の研究」で博士となり、外科の開業をしている方もあるとか。患者には知らせないし、患者も「医博」の肩書だけで医師を信用してしまう世の中だったのだろうか。私は高血圧の多い農村で、多数の農民の血圧を測り、記録をとどめ、楽しかった。何しろ秋田は米の名産地、白米と漬物を毎日たらふく食べられ、夜は名物の「爛漫（らんまん）」とか「太平山」とかいう銘酒を一杯いただき――しかし私は下戸で本当の味は判らないが、土地の方々の歓迎には驚いた。そして初めて触れる東北の方々の素朴さに心をうたれた。帰りは、日本海寄りの列車の切符を買って貰い、その独特な荒波と、壮絶な落日を楽しみながら帰京したのをはっきりと憶えている。そしてその年昭和二八（一九五三）年、何と言っても忘れられないのは、五月二九日の英登山隊のエベレスト初登頂のニュースであった。そして、その私に最も力を与えてくれたのが隊長、サー・エドモンド・ヒラリーの「成功の秘訣は、ただ始めることで、それで半分、あとの半分はただ続けることだ」という言葉であった。これは後年にかけて、つらかった日々を支えてくれたと今でも感謝している。日本の植村直己が、エベレストに日本人として初めて登頂に成功したのが一七年後のことを考えると、全くすばらしいチーム・ワークだったと思う。

私は二年生の頃は、他に家庭教師などに時間をとられたりして学業はおろそかになりやすかったが、病理学だけはAの成績だったので、まずまず満足できる二年生の日々であった。

医学部三年生では、初めて臨床を勉強したのであるが、もうそれだけで時間一杯になってしまい、検便のバイトから離れることになったが、下級生の方々は喜んで引き受けて下さった。春頃からどのようにして生計をたてて行くか迷ったが、たまたま、母の弟（叔父）が夏休み中の仕事を考えて下さった。その叔父は、旧弘前高校文科から東京帝大（当時帝国大学）の法科を出て兵隊にとられ、北朝鮮にて終戦となり、七年間もシベリア抑留になったが、幸いにも帰国した方である。その叔父から弘前で同期だった千葉医大出身の片倉先生が、一般外科を銚子で開業しているからと私のことを紹介してくださり、夏休みを泊まり込みで、外科を実地に学びながら仕事の手伝いをやるという条件で採用された。これは本当に嬉しかった。銚子では二ヶ月もいて毎日第二助手のような恰好で少しずつでも臨床の実践を学び、夜はその日の手術の解剖の復習と翌日の予習をするようにした。先生とご家族のご厚意に感謝しながら毎日を過ごした。休みの日曜日は、散歩がてら犬吠埼に行き、大利根川が太平洋に注ぐ風景を見、さらに洋上を北に向かって行く大きな船（皆白くみえた）を遥かに眺めることが多かった。近くの漁師の方に聞いてみると、「皆アメリカ行きですぜ」と答えた。そして私は生まれて初めて異国行きのひらめきを覚えた。そして父の故郷は、利根川の上流、私の生まれはその中流、今立っている処が下流の河口、そして白い船、何か将来につながるような一瞬だった。

八月の末に、先生のご家族にお礼を述べ、高崎におみやげの干物や落花生など千葉名物をたくさん買って帰宅出来た。父は持病の高血圧と仕事での「うつ」に悩まされ、母は細々と家業に励んでいるのに心を打たれた。その秋、自分の行き詰った気持ちを少しでもほぐそうと医学部の演劇部に入り、舞台の上に立ち、観客に向かい合って度胸をつけることを初めて学んだが、評判は悪くなかった。大学のクリニックでは、講師の方から「君はあまり見たことがないねぇ」と言われ、汗をかいたことが二、三度あった。福田教授から誘われて、研究のための秋田行きもあったが、私の心の中は、将来どうやって生計と医局生活を成り立たせていくかの心配で一杯だった。というのは、寮にいるので色々の情報が聞けるのだが、当時は卒業後、インターンは無給が多く（田舎へ行けば少しの給料は出るが）、インターン後に大学の医局へ入ると、まず三、四年は無給、五年あたりから助手になって初めて給料が出る。もちろん、医局から地方に行けばその給料は出て、また戻って来て、医局生活を続けるというパターンが圧倒的であった。私は初めは、東京都立第一（東一）病院に行きたかったが、下宿と生活費一切援助なしでは絶対不可能なので、自分でアウトにした、周囲の情報に耳を澄まして注意していたところ、寮で一級上の先輩が横須賀にあるアメリカ海軍病院にインターンが決まり、細かく私に説明して下さった。私はもうヒラメキ以上の激震が心の中で騒いで、その夜はなかなか寝られなかった。ところが考えてみると試験は、筆答、口答も皆英語力が必要である。私はラジオで平川英語の『カムカム、エブリボディ』を少し聴いたことのある位で、英会話力はゼロ、英語の筆答は三〇点しかとれないことを知っていたし、私のドイツ語は全く無用。どうしたら良いのか、

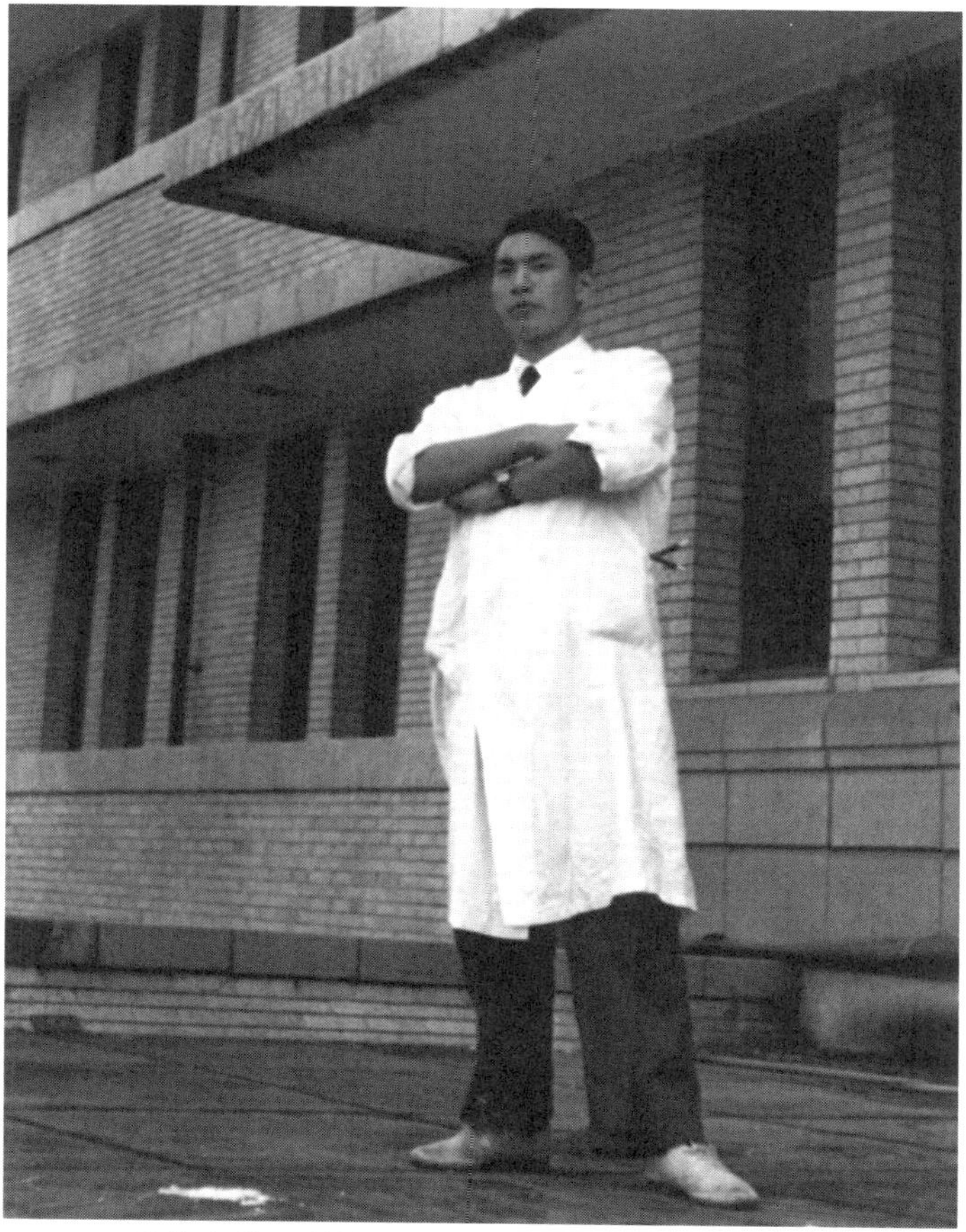

千葉大学医学部三年生、初めてガウンを着て。
—何を考えているのか、恐らく明日の飯？

私の三年生は終わりに近づいていた。

四年生、最終年の始め、たまたま、アメリカ映画の台本をみつけた。藁半紙の小冊子で、片側にそのアメリカ英語の台本が英語で、右片側はその日本訳なのである。私は今までに英会話を直接アメリカ人について勉強したいと思って、千葉はもちろん、東京の近くの教会など色々調べてみたが、千葉にはアメリカ進駐軍もなく、少ししかない時間を何とか有効に会話を学びたく焦っていたので、「これしかない」その台本を買い求めた。その一冊の映画のセリフを何回も口ごもりながら必死に憶えて、アメリカ映画の公開を待った。もちろん映画は、東京まで行かなくては観られない。私は日曜日の朝から入り、昼はミカンとアンパンを館内で食べ、赤線の引いてある英文を何回も暗誦しながら休憩時間を過ごし、次（二回目）は俳優の口に注目し、言葉と口の動きに注目し、夜の部は、もう半分観ながらウトウトする時間が多くなり、十時頃の千葉行の電車でもただ眠るだけという、いわば芸当のような週末だった。新しい映画が来るたびに、台本を求め予習し、日曜日を返上して映画を観、会話を覚えた。今ではジェームス・ディーンとかケーリー・グラントだの顔しか覚えていない。この勉強が後日、役に立ったことは、今となっては全くの笑話である。

当時千葉大学では、本学出身の中山恒明教授が有名で、若くして食道外科の第一人者と言われ、学生にも人気があった。先生は私達学生をいつも励まして下さり、アメリカから帰って来られると、当地の話を色々と講義の間にもして下さった。私はある時、思いあまって、数分間、先生に私の個人的なこと、将来のことをお話ししたら、アメリカのことについては「アメリカもいいけども、まあ一、二年して帰ってきて医局を続けるか、向うに少し長く残って一仕事してから帰って来る手もあるよ、中途半端はいけないよ」と諭された。一学生の質問に充分以上のアドバイスをして下さったと心から感謝した。そしてその中山教授は、私のために横須賀米海軍病院インターン採用に推薦状を書いて下さったのは、私の将来のためといいながらも、身に余る一生の光栄と考えている。

さて最終学年の最終学期がやって来た。そして最初がインターンの試験、一年後には国家試験と続くのである。私は三、四人程の千葉大学の同級生と横須賀米海軍病院の試験に行って驚いたのは、毎年全国から四人しか採らないというのに五八名もの志願者が控室に集まっているのであった。私は少し話をしてみて、大部分の方が私と似たような状況にあり、この海軍病院は、他の米陸軍・空軍病院と同じく、ルーム・ボード付きで給料が三〇ドル（一〇八〇〇円）が出るという夢のような所で、しかも将来渡米出来得る、当時まず全国最高のインターン修業場であった。試験は筆答は、何とか半分位は書けたと思うが、正確には判らない。午後からは口答試験となった。私の担当の方は海軍中尉、身長が2メートル近い大男で見るからに厳格者の様子。私は緊張した。質問は心筋梗塞、答えても一分足らず、細かいことは答えられない。次は虫垂炎、これも何とか答えになっているかどうか、私は先生の顔色を窺いながらボツボツと答えた。先生は私の英語を何処で学んだのかと聞くから、「実は映画です、皆アメリカ映画で勉強しました。」と答えたら、先生が突然立ち上って今まで聞いたことのない大声で、「ワッハッハ」と二、三度大笑いになって私は冷汗びっしょりになった。「君の英語は皆南部訛りがあるが、先生はジェームス・ディーンか」と聞くから、「実はそうです」と答えた。私には南部訛りもなにも見当はとてもつかない。私はこれで落第と思って壁の時計をみると、まだ一五分も持ち時間がある。しかし次の質問で少し息を吹き返した。「では家族の話をしろ」と聞くので、第一に両親の話をした。父のことは質問もなかったが、「母が女医で眼科医です」と答えたら、先生は初めて身を乗り出し、日本での女医のことを初めて聞くとして、種々の質問をしてきた。母は生れた土地の初めての女医であること、六人の子供の母で戦争中も戦後も大変だったことが、私の口からすらすらと（南部訛りの）英語が飛び出たのには私も驚いた。先生は、ペンシルヴァニアの山奥の出で、ボルチモア市に出ても苦労しつづけ、メリーランド州立大学医学部を卒業し、インターン、内科レジデントを修了し、海軍に入り、四人の子供ともう一人すぐ生れるのを合わせると五人のお子さんがいることも判った。私がアルバイトの寄生虫検査などで、何とか卒業出来た話なども聞いて下さり、少し私も点を稼げたかと思った。さて午後四時に全員集合となり、採用者が読み上げられた。第一位慶応の宮井克己《カツミ》、第二位は東大の山内裕雄《ヤスオ》、そして第三位が何と私、第四位は神戸大学の森川定雄《サダオ》という顔ぶれだった。私は興奮して他の三人とも喜び合って声も出なかったが、入れなかった多くの方々の失望した顔をみて、滅入った。何と運命の残酷なことよと、同情したことも憶えている。家では両親も、私の一年先の心配事がなくなったことを喜んでくれたが、私はむしろ家の状態が悪くなっているのに自分だけは何とか生き抜いている感じがして来ていた。

そして卒業式が間近にせまって来ていた。その一週間前に突然学生課に呼ばれて、何のことかと参上したら、学生課長から「実は先日のクラス会で、君が代表となって答辞を読むことに決まったから頼む、これはクラス一同からのお願いだ」と一方的に押しつけられた。「とんでもない、答辞こそクラス一番の方の当然の仕事だ」と私は即座に断ったが、課長に頭を下げられて、やらせて戴きますと答えるしかなかった。卒業式では何とか答辞を読むことが出来たが、同時に苦しかった四年間の色々な思い出が脳裡に浮かび上がった。そして多くの方々のご好意と援助のお蔭で卒業出来たのだと、諸先生方や父兄の前で深い感謝の念を述べることが出来たと思った。

6　横須賀米海軍病院

～第二の人生の始まり～

横須賀米海軍病院は、ベッド数が四〇〇床もある大病院で、いつも満杯、と言うのは、朝鮮戦争の停戦が二年程前なのに、負傷兵や炎症などの合併症、それに緊急の外傷などの入院が後を絶たず、その到着たるや夕方から夜にかけてなので、私達は本当に、特にはじめの二、三ヶ月は大変だった。私達の仕事は、衛生兵達と共に、今でいう緊急部のトリアージをしながら、送られて来る兵士を診、主任のアメリカ海軍軍医の指示で診察し、治療をアメリカ人看護婦達と行うという今までになかった経験を積まされた。もちろんはじめは大変、特に何から何まで英語だから私は苦労した。第一に兵士達は苦しいなかで、なかなかハッキリ物が言えないし、他の方の助けがなければ、大切な主訴から病歴など見落としがあって、いつも足指で立っているような緊張感が続いた。夜少し眠ったと思うと、産科なら必ず妊婦――皆アメリカ人の主婦などが到来し、分娩となるのだが、九〇パーセントは必ず朝の三時、四時などの最も眠りの深い時間帯などで、翌朝は七時半には外科なら手術室、内科なら先生が見える前にインターンが一応先に診て、質問に答える準備をしなくてはならない。私はもう恥も外聞もなく、ただ頭と体を使って毎日を過ごした。初めの二ヶ月は真暗、そして少しずつ判るようになったが、よくも大きな間違いをしないで来られたと、胸を撫で下ろしたのを覚えている。外科は、主任で中山教授と親交のあるミシガン大学胸部外科のW・フライ先生が、私に良くして下さり、少しながら片倉外科で教わった実践も役に立って、外科、特にアメリカ式の外科に興味を持った。もちろん、当時の私がその相違が判る訳もなく、何か違いがあるような気がしたのであった。私達は三ヶ月置きにローテーションで各科を順に廻って、激しい仕事のなかでも楽しみも経験した。その第一が食堂である。私達インターンは将校待遇なので、将校用の立派なメス・ホールとかダイニング・ルームで三食戴くのであるが、どの食事も所謂《いわゆる》アメリカン・クッキングで立派なものばかり。特に今までに私の食べたことのない牛肉も分厚くて柔らかい、しかも噛んで味が出てくる、そして「お代わり」も出来るという贅沢なものばかりであった。蛙のフライや魚のおいしい料理なども味わった。夜勤では午前二時に、水兵達のステーキ食堂で大きなステーキを一緒に食べることも出来、満腹で今度はなかなか寝れないことも経験した。私の最も好きなパーティーは二ヶ月に一度ほど、これも将校とその家族に混って行う子豚の丸焼きで、お互いにゆっくり話し合う時間もあったり、またピアノを囲んでの歌う時間もありで、私はいくつかのアメリカの歌も覚えた。私の試験官だったヘンリー・ホルジェス先生は、内科で炎症や感染病を中心に私達の面倒をみて下さったが、私は面接時の経験からか、先生には親しみを強く感じた。後日この先生が私の将来を決定し、渡米へのご配慮をして下さるとは夢にも思っていなかった。私達四人は二組に分けられ、一日置きに夜勤となり、そのオフの時は、当地で開業の産婦人科の毛利隆彰・智恵先生の所へ出掛けることが多かった。お二人は米軍基地特有の日本人子女と米兵の間に出来た胎児妊娠中絶が出来得る優生保護法の指定医であったが、その胎児の子宮での運動などを調査するべく子宮鏡を開発され、堕胎寸前のそれを見せて戴いた。この優生保護法は、戦後の日本特有のものだったので、このような子宮鏡による映像は、この時しか観られないものだったと思う。毛利先生は、私達に日本料理や中華料理をとって下さり、日常のアメリカ式一辺倒の生活で参った私達をどんなにか慰めて下さったか計りしれない。そして私達はアメリカ行きが可能だという年末になり、アメリカの大学病院に志願書を出し始めた。四人とも中部、山内君はミシガン大学、宮井君はセントルイスのワシントン大学、森川君はウィスコンシン大学のレジデントを狙い、病院からの、また各々大学ご出身の先生からの推薦を戴いて志願し始めた。私はミネソタ大学のO・H・ワンゲンスタイン先生の所へ行くつもりであったが、大学の都合でからか、突然私の席が他のアメリカ人卒業生にとられてしまった。それが新しい年の二月で、三月には私達は横須賀から出なくてはならない。私は全く悄然となってホルジェス先生に手紙を書いた。先生はすでにボルチモアに帰られて開業されたとの連絡が三ヶ月程前に私宛に来ていたが、どこを志願するにも遅すぎるので、ホルジェス先生に頼る以外に私のアメリカ行きは無かった。先生からは次のようなご返事があり、私は驚喜した。『アメリカの病院はどこも一年契約で、一年経ってからその病院に残れるか、他へ出されるかである。君の英語では、ミネソタ大学などへ行ったとしても、あとは難しい。特に外科のレジデントは志望者も多く、競争は最も激しい。アメリカ人医師同士の競争のなかで、今の君ではとても無理だ。が、私はカトリックで、メリーランド大学を卒業して、ボルチモア市郊外の聖《セント》アグネス病院で一年インターンをやってから、ジョンズホプキンス大学病院の内科のレジデントをやった。君にはこの聖アグネス病院が最良だし、そこでもう一度インターンをやり直すことを薦める。それで良ければ、病院に君のことを話して採用して貰うようにするがどうだろう』、という嬉しい話で、私は直ぐにお願いしますと返事をした。アメリカの学校の新学期はみな九月からだが、病院の日程は七月一日からその一年が始まるので、遅くとも六月にはアメリカに着いていなくてはならない。入国するのには、アメリカ本国での仕事場があって給料が貰えることの証明がないと、ビザがおりない。そして、二週間後に私に、聖アグネス病院（三〇〇ベッド）からの採用通知が着いた。このような事態を受け、私の両親の心境は複雑だった。父は脳出血のため、病床にあり、母は私の渡米で私を失うこともあると、その心の不安が私にも判った。私は私のような無一文を救って下さったアメリカ海軍病院、そのうえ今度はあのホルジェス先生のお蔭で渡米先が決まっただけでも今の私には全くベスト。ベートーベンの第五「運命」を何度も聞き、始めの太鼓の響きが、私を力強く励ましてくれた。さて次の大問題は渡航費である。当時は前述のように一ドルが三六〇円、飛行機片道が三〇〇ドル位で、（現在の一〇〇万円位）フルブライト奨学金のうちアメリカで研究する者で、給料などの保障のある方だけ、試験に合格すれば、その往復の交通費が出るというチャンスがあった。私たち四人はこれ幸いと飛びついたが、不幸にも私だけ不合格になった。私は折角ホルジェス先生が仕事を見付けて下さったのに行けない。親達は借金があるので、とても相談することは出来ない。すっかり失望していたところ、海軍の若い

二、三人のアメリカ人医師達から、「何とか片道の交通費を出してやる、金は向うで働いてから返してくれれば良い」という申し出を頂いた。願ってもない話で、私が今でも信じられないようなご好意を示して下さったのである。当時のアメリカ人は、私達昔の敵国人にそのような寛大さがあったのである。私は心から感謝しその厚意を受けとめ、証文も書いた。そして、二人の医師がさらに私のためにアメリカでのプランを示して下さった。フルブライトでは、日本からアメリカの各地へは飛行機で行くのだが、他の三人は飛行機は初めての経験だから大喜びであった。しかし私へ五〇〇ドル貸して下さる医師達のプランは大違い。日本から西海岸までは船便で行くこと（船賃が三〇〇ドル）、残りは当時のアメリカ各地を一〇〇ドルのグレイハウンドのバスを使って、西海岸からボルチモアまで、十日位かけて見られるだけアメリカを見、中途でアメリカ人と話したり名所なども見られるだけ行って、旅を満喫するという内容だった。というのは、一旦インターンが始まり、外科のようなレジデントなら、もう絶対に時間も無くなるからという理由なのである。このグレイハウンドバスは、一ヶ月以内ならどこへ行くにしても、一旦払えば、以後心配なし、泊る所は、どこでもＹＭＣＡがあるから、必ず探して予約をとること、朝はそこで無料のコンティネンタルの食事をし、夕方はアメリカではどの街に行っても中華料理が安くとれるからとか、何から何までのアドバイスで私も面食ったが、何せ無知な私のこと、喜んで皆書きとめた。そして五月一七日に横浜を出る大阪商船のパナマ丸の切符と、ロスの銀行で受けられる二〇〇ドルの証書を渡して下さった。そして私のために壮行会の夕飯を一緒にして下さった。ところで、私のアメリカ留学が知れたら、第一に国元の世間体も、私の親が破産の状態で息子が私費で米国に行くことは、とても許されないのではないか？と私は深刻に考えた。そして、まず味方を欺く方法以外には、この時は考えられなかった。だから『フルブライトの給付金で行くから心配しないで下さい』としか、両親にも言えなかった。今から考えると、その時はその方法しか考えられなかった。このチャンスを逃したら、もう絶対に以後はあり得ないと思った。両親をはじめ皆様に嘘をつくことを、私は本当に心のなかで申し訳ないと思ったが、これで私の一生の賭けに出る心は決まっていた。

そして一ヶ月後には、いよいよ国家試験が待っていた。三月に横須賀でのインターンを無事修了出来たが、試験の準備をどこでするかが問題となった。私は前述の毛利先生のお宅に泊めて戴いて準備をすることが出来、またまた先生ご夫婦のご厚意にかまけてしまった。試験では、まず筆答は何とか出来たが、苦手の口頭は、試験官が慈恵医科大学外科の大井実先生であった。始めのうちは良かったが、最後の質問はこうであった。「胃潰瘍でも、十二指腸潰瘍でも、止血が出来たと思っても、すぐ目の前で再出血して、手術も困難を極めることがあるが、これはなぜかね」という質問である。私は片倉外科にいた時にもそのようなケースがあった気がしたが、どうもうまく答えられない。ところが、私は「I think」とか「I believe」とか、一年間の英語がとび出して、先生に注意された。「君、そんな言葉はないんだよ」と言われたので、赤面もいいところ、これで失格だと観念していたら、先生は「実は潰瘍の底はネット状になっているので、出血が止まったようでも、バイパスで血が廻って出て来たのだよ」と言われた。私はもう国家試験などどうでもいいや、ただこれで失敗して、私の千葉大学の国家試験合格率が落ちたら困ると一瞬考えたが、もう私の心は渡米のことで頭が一杯で、他に何も考えられなかった。（後日、渡米して一ヶ月ほど経って合格が伝えられた）

7 ボルチモアへの渡米、聖《セント》アグネス病院 一般外科レジデント、そして結婚

母、妹弟、友人に見送られて、横浜から出航、私の〝第二の人生〟が始まった。次第に遠くなって行く富士の姿に涙を禁じ得なかったが、またすぐ我に返って、次のアメリカでの人生に望みを託した。船は貨客船なので、私たち一四人の乗客は、皆一等船客のような好待遇だった。船長やアメリカ人の方が、英語を教えて下さったり、挨拶の仕方、ナイフ、フォークの使い方など、皆仲良く出来て寂しい気持はなかったし、平穏な太平洋の一二日の旅は、楽しかった。今から振り返るとこのような船旅はしたことがない。全く貴重な経験だった。

さて無事上陸出来、ロスでは銀行からドルを引き出すことが出来、すぐさまグレイハウンドの切符も手に入れ、ＹＭＣＡの宿もとれた。バスの通行や全米での見所を調べ、残りの金をうまく使って、名所を出来るだけ観るようにした。もちろんホルジェス先生には到

着のご挨拶をして、私の当地到着の予定もお報らせした。先生も夫人も大層喜んで下さった。予定では、ヨセミテ、グランドキャニオンへは行けるし、ロッキー、カンサスを通って、シカゴにいる大学の先輩の所で一泊出来、デトロイトから、ボルチモア行きとなる訳である。一番心をうたれたのは、当時一九五〇年頃のアメリカ人の親切さであった。私はどこに行っても、皆良くして下さって、何ひとつ不安も危険もなく、アメリカという水が、私という魚によく合っているような自信が、その旅で実感できた。そしてグランドキャニオンでは、インディアンの尊長が、私に「君は、インディアンではないか？　日本人ではない」と言って、無理やりに私をミュールという驢馬に乗せて、彼の息子と崖下まで連れて行ってくれたのには驚いた。その谷底からみたそそり立つ断崖の上の見事な月と、数多くの星をみた時の感激は忘れられない。思えば横須賀時代、昔から渾名《あだな》をつけることの名人だった私は、宮井君が「雲助」、山内君が「光源氏」、森川君は「春団治《ハルダンジ》」、私自身には「インディアンの尊長、クレイジー・ホース」と名付けていたので、苦笑を禁じ得なかった。夜は尊長の家で休ませて貰い、シカゴ方面へと向かった。ロッキー山脈も長い道程で、昔から好きだったから美しい峰を賞しながら通った。カンサス州では、ブラック・アンガス牛が、ハイウェイの両側に放牧されて、一、二時間バスで走っても牛ばかりの風景に驚いた。シカゴの病院に着き、私は有名な屠殺場をすぐ見学に行き、数百頭いただろうか、牛の行列が柵の中を静かに歩いて処理場に入って行くのをみて、何とアメリカという国は全くケタ違いのスケールだということを認識した。またシカゴの建物の立派なのには驚いた。整然としているが同時に格調があって凄いと思った。そしていよいよ、アメリカ東部へ、ボルチモア市へ向って私のバスは走り続けるのである。当時日本では、小田実の『何でも見てやろう』などという本があったと思うが、ここに来て私は「何でもやってやろう」という気持が充分みなぎっていた。

さて、ここでボルチモアについて説明しよう。アメリカの東部はヨーロッパからの方々が移住して来て出発し、十九世紀の初頭、一八一四年に英米戦争がボルチモア周辺に拡がり、ボルチモア港外のマッケンリー要塞での圧倒的な英国艦隊の攻撃にもめげず、遂に英艦隊を撃退したことが第一に有名である。この時、フランシス・スコット・キイが、二五時間に亘る戦闘の中で書いた「猛攻撃のまっただ中でも我が星条旗は凛として立ち続けている」という一文が、後にアメリカ国家の歌詞になったという有名な土地である。そしてこの小さな港からアメリカ中部へ向けての鉄道が敷かれ、街が次第に発達し、ヨーロッパからの移民が入って来るようになった。かの有名なベーブ・ルースの生まれ故郷であり、医学では、ジョンス・ホプキンス大学医学部が一八八九年に病院をオープンし、ヨーロッパ・モデルの医師教育を始めて、アメリカの最初の現代風の医学部となり、多数のアメリカ医学の指導者を養成したのである。そのなかで、内科のオスラー、外科のハルステッドなどの巨人達が、各々インターンを終えてレジデントに入る方達の教育、指導にあたり、外科医のハルステッド自身、諸々の手術法の名前がついている。私がインターンを行う聖《セント》アグネス病院（St. Agnes Hospital）は、ホプキンスに次いで全米第二番目の外科レジデント・システムが、ハルステッドの片腕といわれたジョーゼフ・コルト・ブラッドグッドという方によって、一九〇六年に始められた場所で、私は緊張した。私の病院は、一八六二年にボルチモア市内に作られて、後日、市の西方の郊外に移った。そのため東部市内のホプキンスとは、対象的な場所、高い丘の上から港が見えて、ホルジェス先生は、ちょうど横浜の街と似ていると言われたことを思い出す。また他にもメリーランド州立大学およびその病院もあり、後日有名になった初めてショック・トラウマという救急に、貴重な時間を短縮するためヘリコプターで運搬出来る部門が一九六二年頃から行われて、日本からも前川和彦先生（のちに、東大教授）が修練にも来られた。

さて、話を戻すと、ホルジェス先生ご夫妻は私を快く迎えて下さり、車で市を一巡したあと、聖アグネス病院にお連れ下さり、院長であるシスター・デニースに紹介して下さった。シスター・デニースは、私が病院初めての日本人だと言って、二、三人のドクターを呼んで、色々指示を与えて下さった。私は三週間も早く病院に着いてしまったのに、彼女は私に特別にインターン宿舎や食堂の方も便を図って下さり、いつでも今のインターンについて廻っても良いなどと、全く特待生のように計らって下さった。これも皆ホルジェス先生のお蔭だと改めて先生にお礼を申し上げた。私にとっては、新天地でこのように、出発点から恵まれたことに感謝し、この恩顧に必ず報いなければと心をひきしめたのであった。

その第一歩であるアメリカのインターンは、医学部卒業生の内申書と推薦人が重くみられ、大学病院には医学部の一、二番という優秀な人達が採用される。聖アグネス病院のように非大学病院であっても有名になると、秀れた人達が入ってくることは初めから知ってはいたが、私を含めて計八人のインターンと、七月一日に初めて知り合いになって、私は少し身震いした。四人のアメリカ人は第一に立派な、真面目な人達、他の四人は私を含めて外国人、ドイツ、トルコ、フィリピン人と多彩、これも各医学部からの推薦もある一騎当千のような人達であった。私はすでに一年インターンを修了したとはいえ、第一に学問

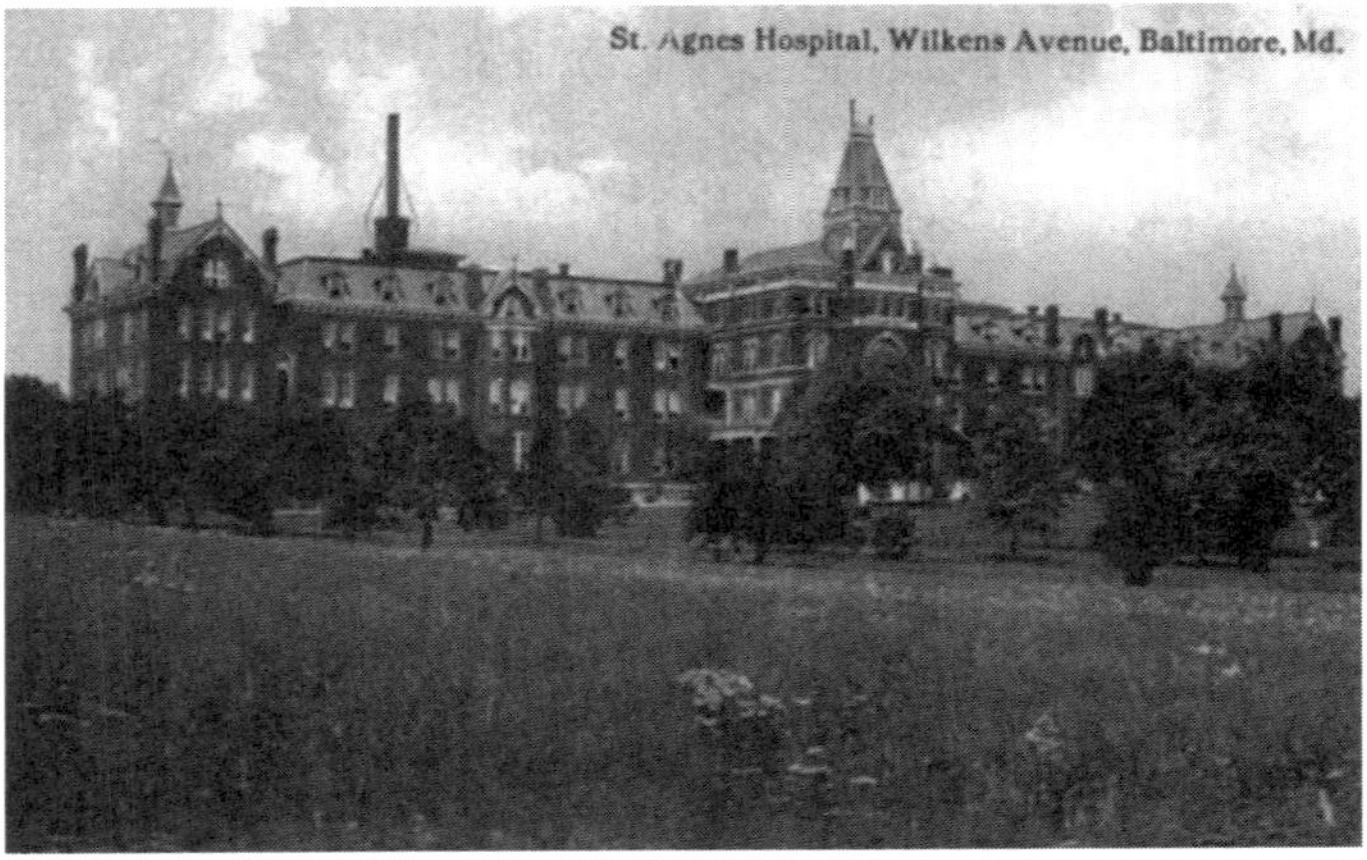

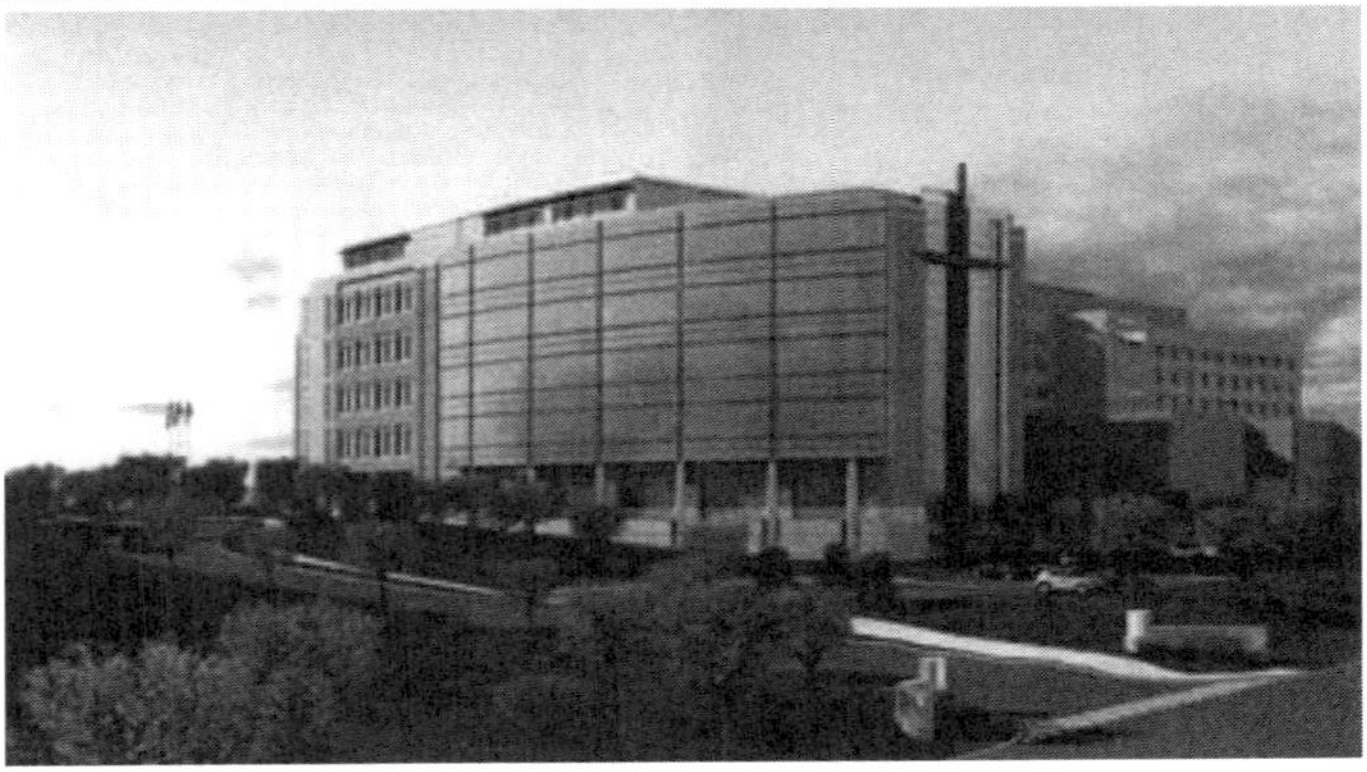

ボルチモア・聖アグネス病院
（上）私がインターン、外科レジデントを修業した
1950〜60 年頃
（下）最近の病院

を少ししかしていないこと、第二には英語という大きなハンディキャップが、日時が経つにつれて私を苦しめた。朝から晩まで、外科も内科も横須賀米海軍病院以上に大変で、私は間違いを冒さぬように、一語一語に注意しながら、そして判らないことは、もう一度私に言って貰うようにしたので、人の二倍も三倍も時間がかかる感じで参った。四年間の医学部学生として自活していた時の語学学習の乏しさという借りを、今ここで支払うような勝負の毎日だった。特に後年に得意になった救急室（エマージェンシー室）の勤務は大変だったが、私とペアになったアメリカ人の方が私を庇ってくれて、次第に慣れて来て、少しずつ楽しくはなった。その時、私達二人は、まさか後年この聖アグネス病院の全医師団（アメリカは日本と違って開業権があり、外から患者を入院させることが出来る資格のある専門医や認定医）の会長になるなど夢にももちろん思わなかったが、私も次第に他のインターン達と共同して仕事をするようになり、皆競争なのにあまりギスギスした雰囲気がなくて、私も次第に周囲から少しずつではあるが認められるようになった。しかしながらアメリカのインターン生はその評判通り、最も苦しい生活だったと思う。暇が出来れば、横になって眠ることが第一、第二は食べられる時に腹一杯にすることなど、だから結婚している方が二人いたけれど、大変だろうなと想像も出来た。そして何といっても一年経って自分の専門となる各科、外科なら外科のレジデントの席を狙うことになるので、私はどこに志願したらよいかも、考えなくてはならなかった。話では、当時外科医となるべく外科のレジデント（一般外科、四年間）を狙っても、これは至難中の至難で、当時最も多くの志願者（インターン修了者）がいて、アメリカ人との競争に勝てるかどうか、不安に思っていた。それにアメリカのレジデント教育は、日本と違って非常に厳密な、ピラミッドシステムで、始めの一年生を一〇人とっても、二年生になるときは四人位しか残れず、他の一般外科以外の専門医――例えば、整形、耳鼻、麻酔などを探すようになる、三年生は、二人か三人の競争になるが、最後のチーフレジデントはたった一人、つまりアメリカの一般外科教育システムでは、各病院が一年ごとに一人ずつ新しい外科医を誕生させるという仕組みである。そして病院で始めて開業外科医としての特権がとれ、自分の患者をその病院に送って病院内のレジデントと共に、手術や教育に責任を持つという大変な仕事を背負わなければならない。私の知っている日本の外科は、だれでも医局に入局して、二、三年で外科医として開業する方も少なくないので、大学病院などでは三、四〇人の医局の方々が教授回診のあとに、そして私達学生がその後について行くということを憶えていたが、アメリカは厳しいなと緊張させられた。そして六ヶ月のインターン修了時までには、今度は自分の志望するレジデントの席を取っておく必要があった。私は、ホプキンス病院直営のボルチモア市立病院へ行きたいと考えたが、聖アグネス病院では私の一年間のインターンでの努力が認められたのかどうか、私に残って本病院の外科のレジデントを志願しろという嬉しい通知が来た。また一年は何とか生き延びることが出来る、とOKを出した。その時、聖アグネス病院の外科レジデントは六人から始まった。アメリカ人は二人、他は私を含めて四人、皆優秀な成績でインターンを終えて、一般外科医になりたいという方達で、私はもう「Do or Die、死ぬか生きるかは、これからの四年、いや初めの一年で決まる」と思った。そしてまたまた、医学部での不勉強と英語の弱さ、拙なさをどうやってカバー出来るかで頭の痛い日々が始まった。私の強みはただひとつ、この病院の人々を良く知っていることだけ。しかし甘える訳には行かない。外科の始めは、朝回診、手術、午後は上級のレジデント、外からの先生の講義、そして回診しながら自分の受け持ちの患者のその日の報告、指示を受けながら今度は当直が一日置きだから、夜も急患の仕事、手術など、休む間も無い日々の連続であった。私は不勉強のための二倍の努力、英語のため二倍として、四倍の努力を続ける必要があったような気がする。オフは早く寝る。その前は、洗濯や散髪、手紙などで終わってしまうし、好きな野球をスタジアムに観に行くことも出来なかった。しかし、次第にその慌しい日々の生活に慣れて来て、インターン時より少しずつ心の余裕も出来、自分の患者の報告などもうまく出来るようになった気がした。

　その一二月も半ばを過ぎた整形外科の回診の時、ホプキンスからいらした先生が突然、「一二月二六日からの三日間、レジデントでオフが取れる人であって、NYまで行ける人はいないか？」と質して来たのである。その先生は、ボルチモアにあるアメリカンフットボールチームの主任医師で、そのチームのために、市内の病院から助手として、五、六人のレジデントを集めて、試合中の怪我、骨折などのケアをするために行くようである。ところが、いつも喜んで出掛けるシニアのレジデントは皆何かの都合、なかには奥さんの都合で行けない方が多く、最後に一番後にいた私にもどうかと聞いてこられた。私は手帳をみると、クリスマス、正月休みと二組に分けられたスケジュールでは休みが取れるが、フットボールなど全く知らない。ただ、NY行きだけは魅力があったので引き受けることにした。そして計五人が揃って、試合の前日の朝、ボルチモアを出発、NYへ入った。そしてあのヤンキー・スタジアム（今のでなく以前のもの）でチームと出揃って、地下からグランドに出た。満場の大観衆、緊張で私の足がガクガクして（重い荷物を持っているわけではあるが）歩けない。試合が始まると、私は無我夢中で次々と負傷や捻挫などして来る「ボルチモア・コルツ」の選手を処置する先生方の手伝いをしていたので、試合の内容はあまり判らなかったが、次第に接戦となり、ボルチモア側がフィールドゴールを一六秒しかない持ち時間で決めて同点となり、延長戦に入った。その日は寒くて観衆はだれもがオーバーや帽子、マフラーなどをつけていたし、選手も皆、交代の時はヒーターの近くで暖《ダン》をとる有様だった。ボルチモア側は、その最後のチャンスに、タッチダウンを決めて優勝を決定したのだが、これは後日、フットボール史上、ベストゲームとして長く謳われる試合となるのである。私はこのアメリカンフットボールに一遍で魅せられた。無知の私が、「ファースト・イン・テンとは何か?」などと、何かと周りのプロの方々に質問するので笑われたと思うが、これは野球以上に私を虜《トリコ》にした。あの一九五八年から今日まで、私は「ボルチモア・レイブン（RAVEN）」の熱狂的ファンなのである。

その一九五八年は、他に私にとって最も大切な年であったことを記さなくてはならない。実はその六月の初め、私は妻となる女性と出会ったのである。その日の午後、私は突然、病院の病理学の先生に呼ばれた。手術の助手を終えて先生の部屋に入ると、すぐその女性に紹介された。彼女はボルチモア郊外にあるガウチャー・カレッジの二年生で、夏休みのアルバイトに、この病院での仕事を探しに来たのであった。本人は大学では化学専攻で、病院の血液などの検査の仕事をしたくて、志願し、病理のこの主任にすぐ採用されたとのこと。ところがである。彼は「Mindy!（本名の峰子をもじって、先生がこう呼んだとのこと）You have a job, and a husband!」と言って、その場で私を呼び寄せたとのこと、何も知らない私には、彼は「Tojo（東条：彼が私につけたニックネーム）、this is Mindy. You marry her.」……という訳で、私はこの女性と少し、その場で話すことが出来た。その夏は彼女が仕事中、見かけることがあっても、話をするチャンスはなかったが、次第に様子が判って来た。彼女はニューヨーク、ブロンクス生れ、一家四人の姉妹の長女、父はブルックリン生れの日本人二世、母はマンハッタン生れで当時、所謂《いわゆる》帰米二世といって、幼年に日本に帰され、一九歳の時にまたアメリカに帰って来たという、日本語の出来るアメリカ人。ところが、その一世の方は、一八七五年頃に、日本から東海岸、しかもNYに着き、土着。所謂《いわゆる》不法入国者で、それでも、ハワイや西海岸のカリフォルニアでなく、遠く大西洋岸に来た方であった。その日本人達の出身県は、各々山口県と福岡県というのを聞いて、もしかしたら当時の長州藩の思想家吉田松陰の影響でもあったのかと思った。峰子はそんな訳で、ごく稀な日本を祖国に持つ、全くのアメリカ人で、日本語は、母から教わっただけとの由。たどたどしい喋り方であったが、気性はたしかに日本人らしい感じで、何か心の奥に力強いものがあるのを私は感じとった。さらに彼女のことは、会うたびに判って来たが、彼女は私より四歳下、二〇歳の時に、結婚して一年で離婚し今、実家に戻って二歳半の男子を両親の助けで育てていること、出来れば将来は医者になるべく、大学では化学を中心に勉強していることなど話してくれた。彼女は私が今病院で一番忙しく将来にかけて、大切な時を過ごしているのを知っていて、本人も多忙なのにかかわらず、私のカンファレンス発表の骨子や大切なポイントなどの、英語の発音を教えてくれたのには大助かりだった。

私は、レジデント一年生を何とか突破し、一九五九年七月、難しい選考を通って、二年生になることが出来た。私はその頃から、将来の夢——アメリカで一般外科医になって活躍する——のためには、（あまりに利己的な考えだったが）峰子は、私には必要な伴侶であるとの確信を持ったし、（今まで全然考えてもみなかったが）今度は義父として息子を育ててみる意志が強く働き始めていた。今から考えると無我夢中だったのだと思う。私は峰子に病院での仕事を続け、大学はしばらく休校して、私を支えてくれるように頼み、承諾を受けた。私はその時、私がもし開業出来て、余裕が出来たら、また復学させることを約束した。そして、その年の九月一九日に、私達はボルチモア市内の目抜き通り、チャールズ・ストリートのファースト・ユニタリアン教会で結婚した。峰子はプロテスタント、私は仏教徒の家（父が仏教徒、母はプロテスタントに近かった）に生れた。むしろ不信心な方であったので、二人で考慮した末に、ユニタリアンを選んだのであった。ところが、私はすっかり上がってしまい、壇上では、牧師の言っていることに、（リハーサルしたのにもかかわらず）何も答えられず、代わりに牧師が私の言うべきことを答えてくれた。後日、峰子に怒られ、彼女からは「あなたと結婚したのではなく、牧師とした」といって、笑われた。また、何とか都合をつけて、ハネムーンの三日の休みをとれたのだったが、どこに行くかは皆彼女が決めていた。その夜は車で四時間もかかる、ポコノ山中の宿に入ったのは良かったが、翌朝は、他所から来た新婚者達と共に乗馬をすることになった。彼女が実にうまいのに私は驚いたが、私は生れて初めて、散々乗せられて、私の下腹部は水腫れになって、苦労した。とにかく私にとっては忘れ難い日々であった。

病院では、仕事が激しくなり、今度はレジデント一年生に教える立場になったのだから堪らない。教えるためには、準備が二倍も三倍もかかる。そしてまた英語の難しさ、ヒアリングの難しさを、嫌というほど経験した。手術の方は、少しずつ責任を持たされて、第一助手となることが増えたが、自分達の下宿に戻ると寝ることが第一、隔週の土、日は皆

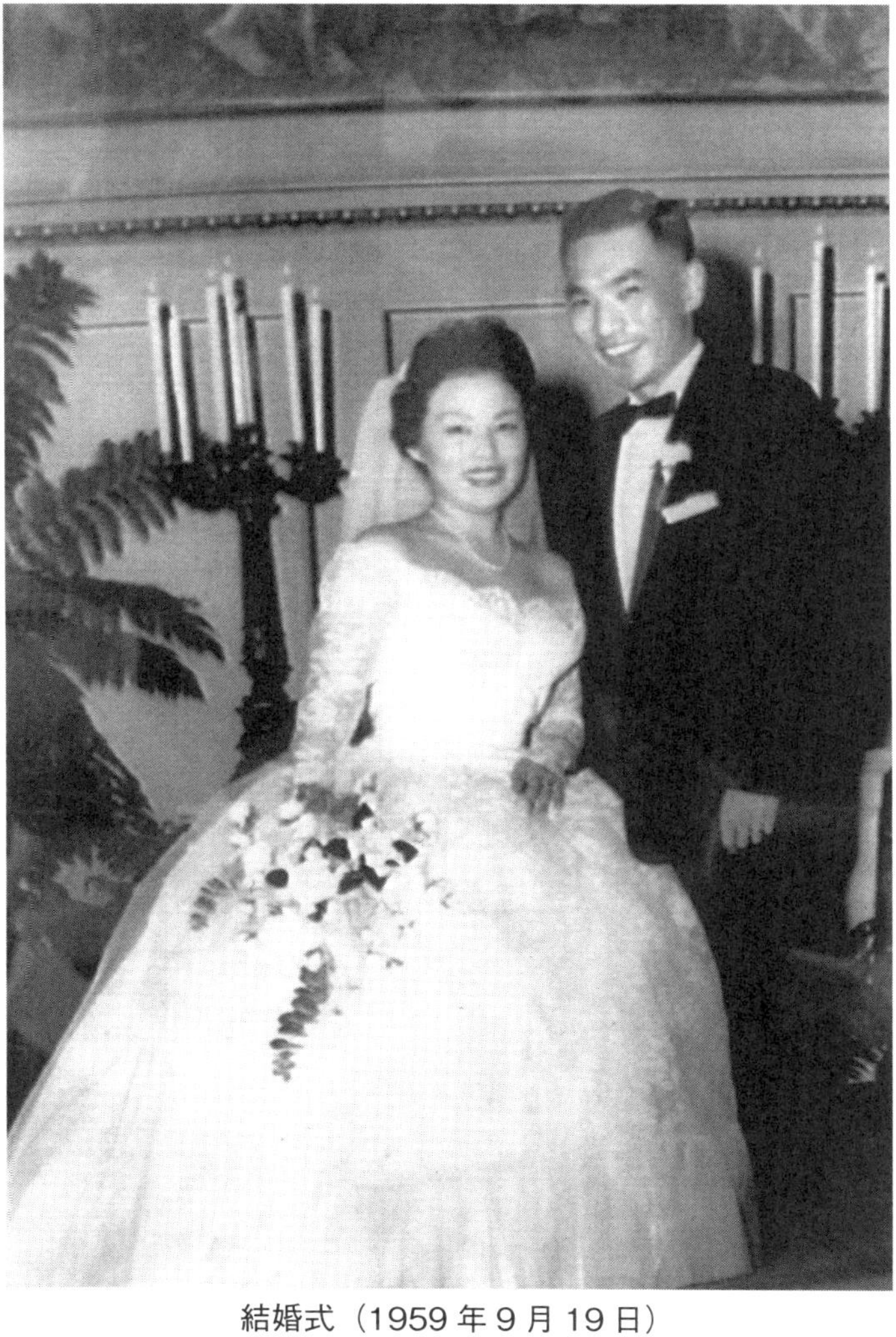

結婚式（1959 年 9 月 19 日）

でゆっくり出来ることだけが、何よりだった。私は息子の村治《ムラジ》（妻が祖父の名前から命名したという）と遊んであげて、少しばかり拙い父親の務めを果たすのが精一杯だった。

こうして、厳しいレジデント二年生が終わりに近づき、幸いにも一九六〇年七月からの三年生に入って、最後の、つまり次のチーフ・レジデントになる機会に立会う訳になった。しかし、その頃から私はようやく自信がつき始めて、また多くの外科の先生からも、信頼されるようになったと思う。私は若い時から、いつも多難な時に、人様に救われたという経験があったので、心をひとつにして毎日の仕事、患者をよく看ること、上司の方々に報告をすること、下のレジデントの面倒をみること、家庭を守ることを大切にした。とにかくこの年は苦労が少なくなかった。趣味は、例のアメリカンフットボールと昔からの音楽、特にオペラの歌を憶えた位か。そして、その六月一九日、長女が生れ、「直子《ナオコ》」と名付けた。その昔、私は友人と信濃追分《オイワケ》の友人の別荘に行ったことが二、三度あったが、隣に堀辰雄の住んでいた油屋《アブラ》があり『菜穂子』という本に魅かれた頃の印象で、私が家内と一緒に名付けたのである。今度は、二人の父として、前にも増して忙しくなったのだが、幸いにして、横須賀米海軍病院で一緒であった、慶応出の宮井克己《カツミ》君が、ホプキンス大学の病理学のレジデントに入り、私の家に下宿して下さって助かった。彼は毎日仕事が終ると、すぐ帰宅して、峰子と子供達を助けてくれ、買物などにも、運転して出て下さった。彼は二年後に、今度はトロント大学に行かれるのだが、その出発の朝、ボルチモアは大雪に見舞われ、私達家族は涙を流して、その別離を悲しんだ。

そして、私は一九六一年の春、七月の始めから一般外科チーフ・レジデントになる通知を受け、峰子の努力に心から感謝した。峰子は五歳のとき、日米戦争が始まり、その一年前に父が、ボルチモアにあるメリーランド州立大学の歯学部（全米で一番最初に出来た）の先生のデンチャー（入歯）の仕事のため、NYから移って来たのだが、日本人は一人もなく、峰子は戦争中は『ジャップ』と云われ、ひどい仕うちを受けたらしい。十代前の一番多感な時に、通学もままならず、殴られ、唾を吐かれ、石を投げられて、苦労したが、それでも学校の成績はいつも上位だったらしい。だから、本当の意味での苦労を、ごく若い時から経験したので、気は強い。しかしそうでなくては当時何もやっていけなかったことだと私は思う。父から柔道を習って腕力にも自信が出来たから、男の学生はだれも峰子にいじわるすることが無くなったそうだが、彼女の心の奥深くに残ったのは、何故、親の祖国である日本が、自分の国アメリカと戦争を始めて、私を始め、一家をこのように苦しめたのか、という疑問であり、その心の傷が今でも、ありありと残っている。残念なことに、この経験が、なかなかすぐ日本のことを、一〇〇パーセント、受け入れてくれないし、復興した日本、特に何でも入手できる日本と、現今のアメリカを較べて、日本を一〇〇パーセント好きになれないのかも知れない。私は私なりの努力したつもりで悔いはないが、彼女の傷――若い時のそれ――には同情以上のものを感じる。とにかく彼女と共に、私は最も貴重な病院勤務の最後の年に入ったのであった。この一年で、病院も、将来私が一外科開業医になっても恥じない課程、つまり責任とそれに実力のある医師として、世に送り出すことが出来るように毎日毎日の仕事を任せて下さり、緊張と集中力が必要な時間を送るようになった。手術もチーフ・レジデントの判断と実績が問われるなか、私は何とか一日を過して、翌日に備えることで夢中だった。もし開業となれば、もう他の医師にいちいち相談する訳にはいかない。と同時に、競争相手となる私のような者、特に外国人、その昔の敵国の日本人に心許して下さる方がおられるのかどうか、など、私の心のなかには、このような不安もうずまいていた。自分に鞭打ってやる以外になし。昔、憶えていた「人事を尽くして天命を待つ」の心構えで一杯だった。

8　ダウンタウンでの医院開業の試練

外国で開業するということは、想像以上に大変なことだと、準備を始めてから気が付いた。メリーランド州開業試験も無事通ったが、ホルジェス先生が横須賀の後、すぐレジデントに入る前に、もう一遍米国でのインターンをやり直せと言って、この病院（ご自身の出た）を紹介して下さったことは、全く嬉しく幸運だったことが判った。つまり、その州のインターンを終了していなければ、開業試験の資格を取れないという一定である。私は試験をすれすれにも通った自信があったが、一九六二年七月からは無給、患者がいなければ、本当に食い上げとなる。アメリカ人の若い先生が病院の前の小さなオフィスを半分貸して下さったが、私はオフィスの出費、もちろん秘書も、何もかも半分は私の責任である。皆の祝福を受け、初の日本人外科医誕生となっても、毎日毎日が閑古鳥で、いつも、電話が何時、私にかかって来るかと睨めっこの日が続いた。家内の収入だけでは、私の保険も払えない。困った、困ったの日々であった。

そんなある日、市医師会からの通知に、何か心魅かれるものを感じた。私はこのように、何かの「ひらめき」を肌で受け止めることが、今まで少なくなかった。その通知には、二ヶ月前に、ダウンタウン（下街）の黒人街の開業医が退役し、患者が七百名程いるのに、来てくれる医師がなく、市医師会はその後継者を探しているが応募者がなく困っている、と市医師会長と衛生局長名で載っているのであった。私は家庭医ではないが、二年間インターンをやっているので、家内にも、ホルジェス先生にも相談し、とにかく応募してみる気になった。「武士は食わねど高揚子」とは言ってられない。「衣食足りて礼節を識る」とばかり、応募してみたらお二人から立派な礼状が来た。家内は黒人のお手伝いの方と一緒になって、近くの昔のジプシーが占いをしているボロボロの店を借り出して来たのだが、前記の宮井先生が、何とホプキンスに勤務中の日本人医師達を連れて来られ、先生が棟梁になって、あっという間に、結構立派なオフィスに仕立てて下さった。外科医の手は何より大事と言って、私にはペンキ塗りもさせなかった。さて新聞に私の記事が出ると、初めは黒人の方達が、日本人はどんな顔をしているのかという表情で二、三人連れ立って、私を見に来た。私は来る患者をていねいに診て、診断・治療を行ったので、次第に私を信用してくださる方が多くなった。何しろ七百余名の患者への報酬は、一人年に七ドルという超低価格なのだから、来手がないのは当たり前の話。当時、オフィスでの新患が七～一〇ドル、一般五ドルは普通の支払いだったので、他の医師達も、私が応募したのに驚いたらしい。私は逆に、初めてアメリカの新天地で、値段はともかく、喜んで来てくださる患者の多くを診ることが嬉しかったので、毎日精を出して、次第に多くの患者を診るようになった。とにかく一九六〇年代の黒人街は貧しく、住む家屋もひどい状態で、冬は台所のバーナーなどつけ放し、着物も薄着で風邪のひきっぱなし、薬だけでは長続きせず、私は初めて見る「もうひとつのアメリカ」を目の前に毎日見たのである。貧しい患者でありながら、クリスマスだ、イースターだといって、小銭を紙に包んで下さる老人の方々、「これを先生の奥様に」といって果物を持って来られる人々の厚い親切な気持ちに、医師として感謝せざるを得なかった。一方、病院での外科の患者も次第に増え始め、手術やコンサルテーションなど、半年足らずで忙しくなり、半日は病院での外科、半日は黒人街の一般医として、心身共に充実した日々であった。これが一九六二年、今から五六年前のこと、私は本当に幸運でここまで来られたと思う。

しかし、一九六五年になるとジョンソン大統領は、グレイトソサエティー、偉大なアメリカ社会という法令を発し、老人にはメディケア、貧しい人達にメディケイドという新しい医療システムを発効させ、今までの一年で七ドルという支払いが、一遍の診療で三ドルに跳ね上がり、私のように圧倒的に多い貧民や老人を対象にしている医師への報酬が非常に良くなった。お蔭様で私もオフィスを少しきれいにしたり、お手伝いの方にも、ベース・アップが初めて出来るようになり、少しずつ軌道に乗ったかとみるも束の間、一九六七年頃からアメリカはベトナム戦争の泥沼に陥り、少しずつ生活が苦しくなった。アメリカの前にフランスが、ベトナム戦争に深入りして遂に撤退したように、毎日のテレビに映る大統領の顔に苦悩がにじみ出るようになった。そして私のオフィスには、特に黒人の母、家族らが毎日押し寄せて来て、ベトナム帰りの彼等の息子達が麻薬をやるようになり、今までと全然変わった人間になり、麻薬を求め、無ければ母でも姉でも殴る蹴るの暴行を働いたなどという話と、その外傷を診る日が多くなった。これは黒人街の多い下街に圧倒的に多く、私自身の力ではどうすることも出来ず、市の医師会に、医師会が何とかしないと大変なことになると報告した。一開業医に過ぎない私の話であったが、市医師会にて、報告する機会を初めて与えられた。これがまさか、私の将来を決定することになるとは、もちろん思わなかったが、理事会の方々に初めてお会いできた。皆白人のハイ・ソサエティーの先生方で、私の黒人街での話を知っていた方も二、三人いらした。そして私に、他の先生方と一緒になって力を尽くして下さいと言われたが、これが後日『アーバン（市内）コミッティー』となり、私がその委員長となって、初めて市の医師会での仕事を戴いたのであった。私は数人の黒人の医師に呼びかけ、会合を開き、医師として何が出来るかなどを検討し合った。皆、私をよく支えて下さって、結局は、中学一年生（七年生）を対象にして、これ以上麻薬の社会への浸透を学校での講習で予防することに重点を置き、また弁護士会の方々と学校の衛生担当の先生と三者一体となって、学校の授業に入れて貰って、そこで話をする。医者は麻薬などの害を重点的に、法律の先生は、子供が頼まれて薬の運搬をしただけでも罪に問われることなどを説明し、学校側は私達の作った説明書を基に、生徒にこのような新しい教育指導をして、毎年これを正規の授業に使って戴くということにした。実際にやってみると、皆無償のボランティアの仕事なので、集まりは少なかったが、次第に参加してくださる先生方も増えて来て、私は各先生方の都合などでの割り振りも容易でなく、苦労したが、何よりも時間を取られるのに参った。それでも何とか頑張って、一応の成果を上げたように思う。そして黒人の暴動などが相次いで、不安の日々が少なくなかったが、私は、医師会でも次第に認められるようになり、また黒人の医師からも色々と相談を受け、何か自分でも将来市医師会のみならず、この市のために何か出来るのではないかと考えるようになった。もうその頃は、この第二の故郷であるボルチモアを愛する気持ちが毎日強くなって行くのを感じたのである。私は、医師は患者のみならず、社会のために働くのは、本当に気持ちの良いものだという実感を初めて経験したが、これが後年にかけて、私のバック・ボーンになるとまでは、未だ考えていなかったような気がする。一方、外科医として聖アグネス病院での仕事も軌道に乗り、外科患者のみならず、病院の責任のある種々の委員会などでも、少しずつ重くみられるようになった。一九八〇年前後は、救急室での医師不足で、私のような外部からの医師もレジデントを指導するべく狩り出され、今度は夜勤もしなければならず、一日に三分された形の仕事を続けるようになった。

私達夫婦にとって初めての男子が生まれ、私は祖父の名を取って「善治（ぜんじ）」と名付けた。子供の学校のことも峰子と共に分け合うのだが、毎日毎日が新しいことを勉強するようで、これには参った。

下街の方は、私と分担して下さる医師が加わったが、病院での手術、講義、カンファレンス、委員会の数々と責任が次第に増え、週末は休む暇もなく働いた。家族で旅行したのは一九六七年、モントリオールでのワールド・エキスポ（世界博覧会）だけ、一九七〇年は、本当に目が廻った年であった。そして千葉からは、恩師中山恒明教授を私の聖アグネス病院を始めとして、ジョンズホプキンス大学病院外科、メリーランド大胸部外科と三病院にお招きして、先生の有名な食道癌の講演などをして戴いた。私は当時、郊外の小さな農場のある古い（当事で築七〇年位）家を自分で探し買うことが出来たが、先生は私のために喜んで下さった。そしてその二年後に、先生のペルーでの講演にも、家内と共に参加したこともよく憶えている。これまでの中山教授の千葉大学から横須賀米海軍病院へのご推薦があってこそ、私がここまでやって来られたのだと、今でも深く感謝している次第である。

そして病院内では私の努力が少しずつ認められたのか、今度は、リーダー格の一人として、病院に登録、採用されて、このオープンシステムに患者を送って下さる二百人余りの医師団をまとめる仕事を戴いた。医師会での仕事を何とかまとめることが出来たが、今度は、日常の生計、倫理、経営の他に、自分達の病院の現在と将来も展望して行かなくてはならない――これは今まで私の考えた、やって来た以上の大仕事を、アメリカ人医師達の上に立ってやらなければならない、私は身震いがした。が、理事、セクレタリー、そして今度は副会長と少しずつ上に登りつつ、医師、外科医の他に、経営学にも興味を持ち始めた。毎日の診療、手術、回診、講義の中で、私は自分で、何かが出来るという確信を持つようになった。今から考えると本当に若気の至りという以外にはない。しかし、何もかも私には峰子と云う生き字引がついていて、例えば、「明日の会議の議題はこうだが、私の説明の概要はこうなので、このような説明で入りたい」と、私の考えを述べると、彼女は「むしろこのようにして話を始めるともっと明確で、誰にもすぐ判るし、討論もしやすくなる。」というように、いつでも私のために準備を助けてくれて、本題も、応答もスムーズに行くことが少なくなかった。私は、病院の使命の他に、周辺社会を含めての総合的な発展をするために、外側から経済・地域発展のための専門家にも意見を戴くようにして、結局は病院周辺の発展が将来の病院のためにも良いのではないかと考えるようになった。その討論のためにも、私はデイル・カーネギーの講座にも入って、またまた英語のやり直し、特にヒアリングの勉強を続けた。聖アグネス病院は、ボルチモア最初のカトリック病院だと、安心してはいけない。将来、少なくとも十年間の内に、社会の変動が激しくなるぞと、外国人の私が警告するのだから驚いた方も多かったと思う。

そして一九七九年に、聖アグネス病院医師会の会長に推薦された。前の会長は私とインターンを同期にされ、私の拙い英語で苦労したあの救急室から産婦人科に進まれた方であったことは前述したが、彼と私は二輪馬車のように、力を合わせ、また私を助けて下さった。私は会長として、また大きな仕事が始まり、朝七時半にシスター病院長とのミーティングから始まり、前日の病院での状況、問題点から今日の特別な予定や催し、来客の有無、特別な方の入院状況など、私が共有しなければならないことが多々あった。私はそして回診、手術、レジデントのカンファレンス、オフィスに帰って外科患者を診て、午後から夜にかけて下街のオフィスで患者を診、時々私を助けて下さる医師との打合せ、そして遅くなった夕飯を家族と共にするという日課が続いた。病院の仕事は順調に進み、周辺地域も市の郊外であるという利点も幸いして、ようやく落ち着きが取り戻せたような気がする。ベトナム戦争は片付いたが、私が初めてアメリカに着いた一九五〇年代のあの立派なアメリカには戻っていなかった。戦争の弊害が結局長引くことは、私達日本人は経験済みなので、特別に驚くこともなかった。

ところが、また驚くべきことが起こった。第10章でも詳しく述べるが、ボルチモア市長から市庁舎へ来て欲しいという連絡が入った。話はこうであった。実は昨年（一九七九）

の九月、ボルチモア市が、日本の川崎市と正式に姉妹市協定を結んだ。ボルチモア側としては、ボルチモア市民と日系人を束ねたコミッティーが欲しい。選考した末、私にその長となって委員会を発足させて欲しいというのである。私は前々から、このボルチモア市のために何かしたいという一念を持ち続けていたので、今こそチャンス到来か、と考え快く承諾した。私は市民側から日本に関係された方々、日本文化に興味を持つアメリカ人の方々などの紹介を市当局の秘書の方々に依頼すると共に、私は日系二世の方々を中心に、皆に協力をお願いしてその委員会を作り、半年後に第一回のミーティングを開催することが出来た。私も病院医長などの重責を果たさねばならないので時間があるのか心配もあったが、病院では、理事などに仕事の責任、権限を委任することで、かえって活気が出るようにした。

開業のほうもその間も順調であったが、子供達が中学・高校に入ると、何やかんやで慌しい毎日であった。長男村治は、ジョンズホプキンス大学を出、直子はカーネギーメロン大学のエンジニアから、ＭＩＴのマスター・コースへ、二男の善治は中三になり、私は子供達の成長について行くことが出来なかったが、またまた峰子が金銭面を含めて、何とかやってくれたのだと思う。

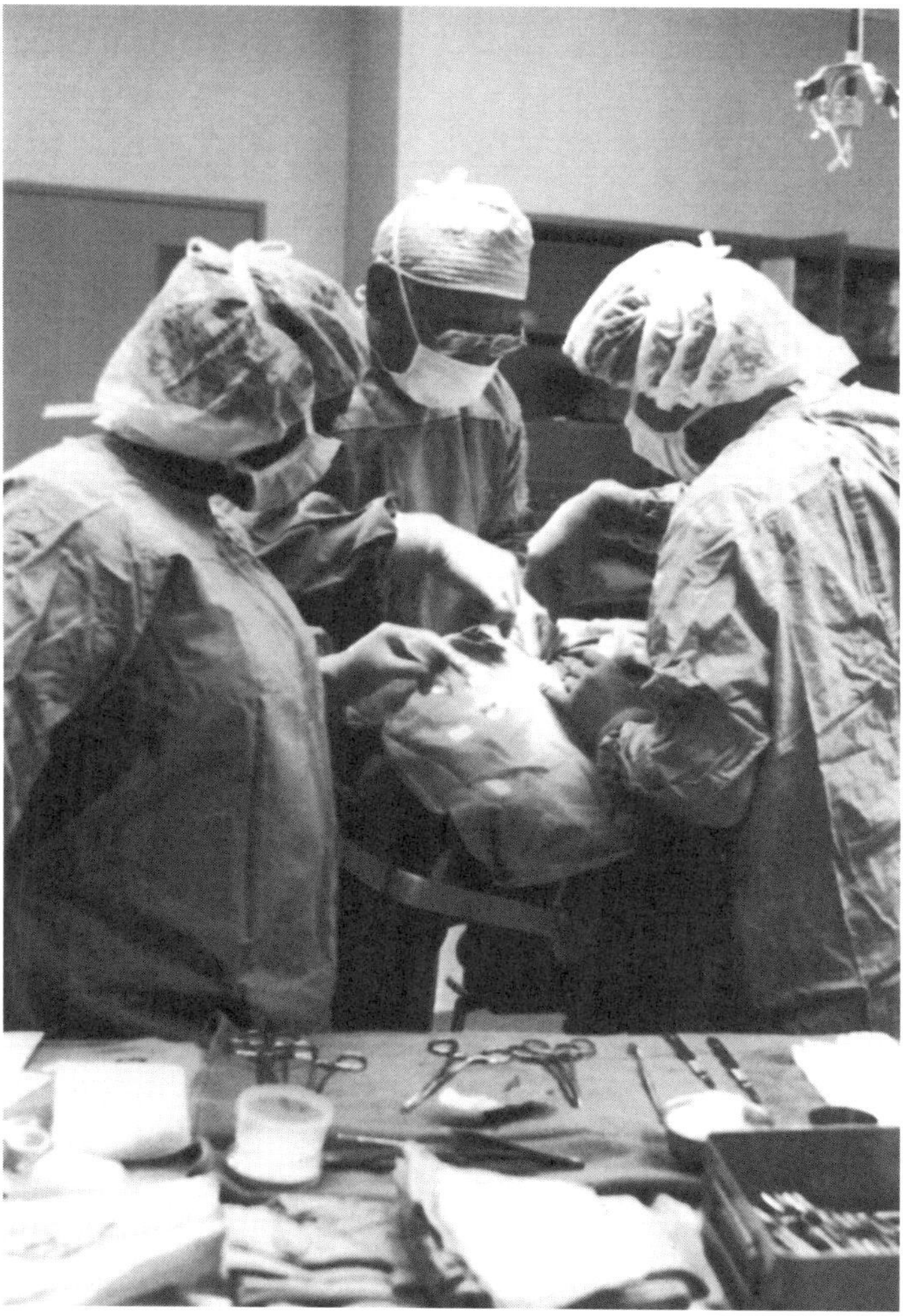

一般外科医の頃（1980 年）

その頃から私は、会長職が終わったら、今度は新しい資格を取りたいとも考えるようになった。それは「ＭＢＡ」（マスター オブ ビジネスアドミニストレーション）、つまり事務管理職として事業を成功させるための仕事で、耳新しい言葉であったが、医師が、病院を含めて総合的にその管理、経理、経営を学ぶことに興味は充分にあった。

開業、外科手術、病院全医長職、川崎コミッティー委員長と毎日が独楽（こま）のように回り、重責には慣れつつあっても、患者に間違いのないように、レジデントの教育などに齟齬のないように注意を払い、理事達との会合も疎かにはしなかったし、毎月の委員会での報告も無事にこの一年間の重責を果たすことが出来た。そして最後の日は、多くの方々に頭を下げて心から感謝した。特に多くのシスター達に、もちろんシスター病院長にもご助力を深謝出来た。その晩に家族で戴いたステーキの味は特別だった。

そして、一九八一年になり、私は今度は、聖アグネス病院の全医師会長となったが、その役目の一つに、病院に来て下さる医師達（メディカル・スタッフ）の学術講演を含めての恒例の大夕食会（病院の大講堂で行われるのが通例）の開催があった。これは私が（インターンとして）来院してからも毎年あったが、私はこの年には、聖アグネス病院を内から外に展開すべきだとシスター病院長に提案をした。まずゲスト講師に米国有数の著名な方をお招きして話をして戴く、そして会場は市内の有名なホテルでやる。特に私がお願いしたのは、オープンシステムである私達の病院に、患者を送って下さるメディカルスタッフとその伴侶に来て戴く、そして二五年以上務めた先生には、壇上に上がって戴いてシスター病院長と私から立派な表彰盾を贈って感謝の意を表す……このようなことは少し無理かなと心配もしたが、シスターは私の願いをすべて受け入れて下さった。私は涙が出た。ここまで私を信頼して下さったのかと本当に嬉しかった。

さて当日は、ゲスト講師は世界に冠たる「マイケル・ド・ベーケイ」。ヒューストンにあるベーラー大学外科主任、血管外科では有名な方。会場は市内にあるボルチモア・コンベンションホールとなった。先生は当日午後いらして準備が出来、講演は、私達一般外科医はもとより、一般開業医の方々にも目新しい末梢血管手術の様々の展開と希有な症例を見せて下さり、私達を魅了した。そして豪華な夕食を共にしてから第二部に入り、シスターと私が壇上に立ち、名前を呼ばれた二六名の二五年間以上勤続の先生方に、私達二人の名前が書かれた表彰盾を感謝の心をこめてお贈りすることが出来た。私は改めてシスターに心からのお礼を申し上げることが出来た。私としては、このようにして病院の名を上げることはすぐニュースとして伝わるし、病院に信頼して来て下さる患者のために、モラル・サポートになると信じていた。そして、私達が壇上から下りると数人の医者の家族が、私達のところへ駆け寄って来られ、涙を流す方もあった。皆様は口々に「私の主人は医学部を出て、一度もこのように表彰されたことがなかった。ありがとう。」「私の父も、実はビックリして、壇の上に上るのが恐かった。感謝しています。」などと述べ、私には、「ドクターナカザワ、君の第一日目を良く覚えているよ。心から感謝する」などで、私は胸が一杯。今でもあの夜のことは忘れられない。この大きな行事は、新聞などでも大きく取り上げられ、他の病院にも認められて「聖アグネス、ここにあり」という自負を強く固めた。これも他の医師の方々が協力して下さって出来たものと、心から感謝し、お礼も忘れなかった。

渡米してから、かれこれもう四半世紀が経っていた。このように病院の仕事、事務的なことは何とか切り抜けることが出来たが、開業医としての責任は大変で、特に政府の医師・病院に対する規制は、ますます強くなり、市医師会も、州医師会でも、シカゴのアメリカ医師会でも、その対応、対策に追われることが多くなり、いかに対応するかが常に議題になっていた。私は今でも、なぜ医師会が次第に力を失っていくのか、このままでは、骨抜きにされるぞと、危惧と不安が心の中に充満して、特に若い医師達の将来に心を痛めた。実は村治も、私より早くから、自分の行く末を考えていたようで、医学部を中途退学し、ビジネスで身を立てるべく、苦労したが、今は一実業家として成功し、私自身も驚いた。他の医師の子弟も、医業を継がずに他方面へ進学する者が少なくなかった。私は医業というものは尊い聖職で、こんなに立派な職業はないという信念を常に持ち続けて来たので、少し残念ではあった。今まで医師会の仕事を少しずつお手伝いして来たので、また病院の一仕事が何とか出来たので、市医師会で、今まで考えて来たこと――医師としての社会奉仕を続けていきたいという念を強くした。

一九八〇年代は、ボルチモア医師会の理事、幹事、秘書、そして副会長と、責任ある地位を、少しずつしながら昇っていくことが出来た。しかし、そこでは、理事会での討論などのたびに英語の難しさを強く感じた。日本では、戦前でも戦後でも、まず討論はなく、ましてコミュニケーションなど学んだこともない。突然英語の討論など、苦しく、泣かされたこともあったが、何とか耐え、二、三のコミュニケーションの本を読みながら、自分の考えを、ハッキリ表現し、相手にわかって貰うまで粘って討論を続けることに集中し

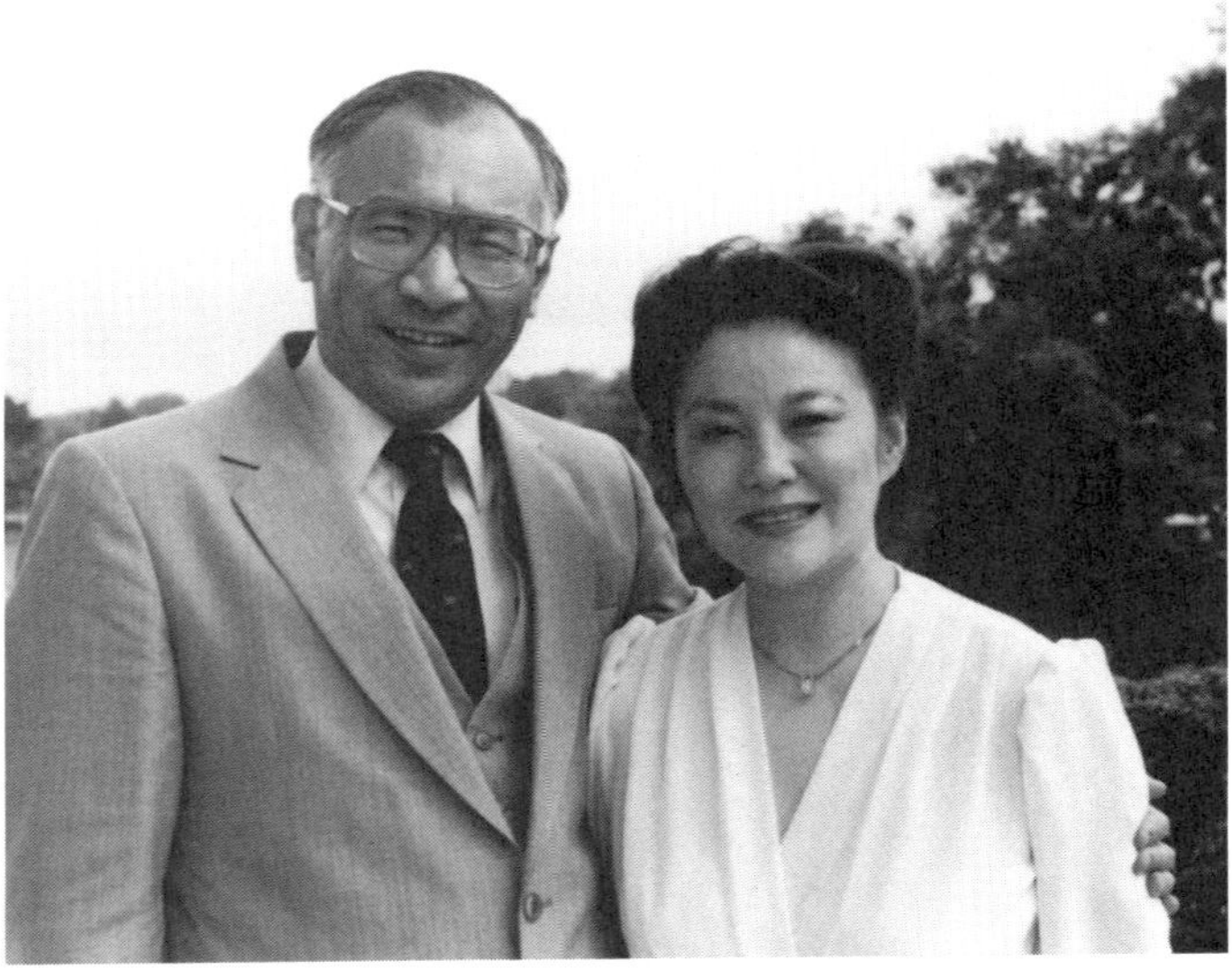

ボルチモア市医師会の頃

た。その成果は時と共に上がったようである。私達日本人は、相手と議論する場合、ロジックを重視せず、理屈を積み重ねることを良しとしない習慣があるのだろうか。アメリカ人の家庭では、子供の頃から夕飯のときに、大人も子供も、会話を楽しみながら、時には討論をしながら一時を過ごす。だから自然に、相手を説得する力を培っていくのだと思う。日本の家庭の「何も喋らずに前に向かって食べなさい」とは大違いである。だから、私も家では、家族がガヤガヤ喋っていても、子供同士の討論には耳を傾けて、勉強させて貰った。医師会などでも、いつも相手が何を言いたいのかを把握することに努めるようにした。

9　ボルチモア市医師会会長などの要職を歴任

そして一九八八年の春、とうとう会員数一三〇〇名のボルチモア市医師会会長の重責を委ねられることになった。私はあまりの興奮で夜は寝られず、これからいかにして、日本人初めてというアメリカの公職をやり遂げられるかを考え続けた。就任の翌日から各方面、特にボルチモア市長、聖アグネス病院長（シスター）など、私が関与した公職の方々や友人からの祝電が届き始めた。特に患者の方々、嬉しいことに、ダウンタウンの黒人の皆さまも、オフィスで祝って下さった。

そして、市医師会長、外科開業、ダウンタウンでの一般開業医、そして次章で述べる川崎市とのコミッティーなど、大変忙しい毎日を過ごして行くことになるのである。医師会長としての毎月の理事会も、各行事も、周りの皆さまのお陰で何とか切り抜けることが出来たが、実はこの八〇年代は日米貿易戦争と言われたように、日本とアメリカの経済対立が激しくなり、駐米日本大使も自動車産業の本場であるデトロイトまで行って大変だったらしい。また有名なプラザ協定の結果、円高となって、日本の経済が不利な状況に陥った時など、私の当時の立場と、祖国日本のそれを勘案して、複雑な気持で過ごしたことも忘れられない。私がどんな車に乗っているのか、などと嫌がらせの電話も二、三あった（私は当時はクライスラー・タウン・カントリーという大型の車だった）。しかし一方、日本からは、留学生も増え始め、日本の医師も多数来られるようになったが――皆開業医ではなく、滞米二、三年の研究生として来られる方が多かったと思うが、私のように始めからやり直す方は極く稀だったと思う。

そして何と言っても、私の医師会長として最後の、年に一度の大きなパーティーに、恩師ホルジェス先生ご夫妻をお招きして、いかに先生にお世話になったかを、例のジェームス・ディーンの話から、ダウンタウンでの開業、さらに、先生の息子さんたちと善治のレスリングを通じてのつながりなど、私のここまで来られたことは、皆先生のご好意のお蔭であることを、会員の皆さんに聞いていただけたことは、本当に良かった。私は先生を通じて、アメリカの良さ、アメリカ人の懐の広さを初めて学んだ気持ちで一杯だった。幸運以外の何物でも無いと考える。

さらに、その二ヶ月後には、州医師会大会で、メリーランド州医師会副議長、および広報委員長にも選出されるのである。一つだけ言えるのは、いつものことながら、医師は自分達のことだけでなく、周りの社会のために何が出来るかを考えなくてはならない。そして患者を癒すという使命の他に、その周りにある社会を忘れないことの大切さを、いつも医師会会員の諸先生に訴え、また自分でも出来ることだけは、やって来たという自負もある。そして、今度は、州医師会の広報委員長として、どう展開出来るか苦悩したのを憶えている。本音で話す、私が今、何を考えているのか、それを簡潔に話す。そして他の方々に判って貰う、動いて貰うとなると、私の未熟な英語、特に細かい質問などには、一語一語耳を傾けなくてはならない。また、さらに州医師会での副議長という大仕事も重なった。議会での議事進行に関わる「ロバート・ルール」という形式に副って、物事の進退を考えなくてはならなかったので、苦労したが、勉強になり、何とか切り抜けることが出来た。

しかし、そのために私の開業医としての本来の仕事が手薄になり、患者への配慮が少しずつ遅れをとるようになり、一年間務めて州委員長、議長職を辞退することにした。これで、私の将来への州医師会長への道は、閉ざされたことになった。日本との大きな違い

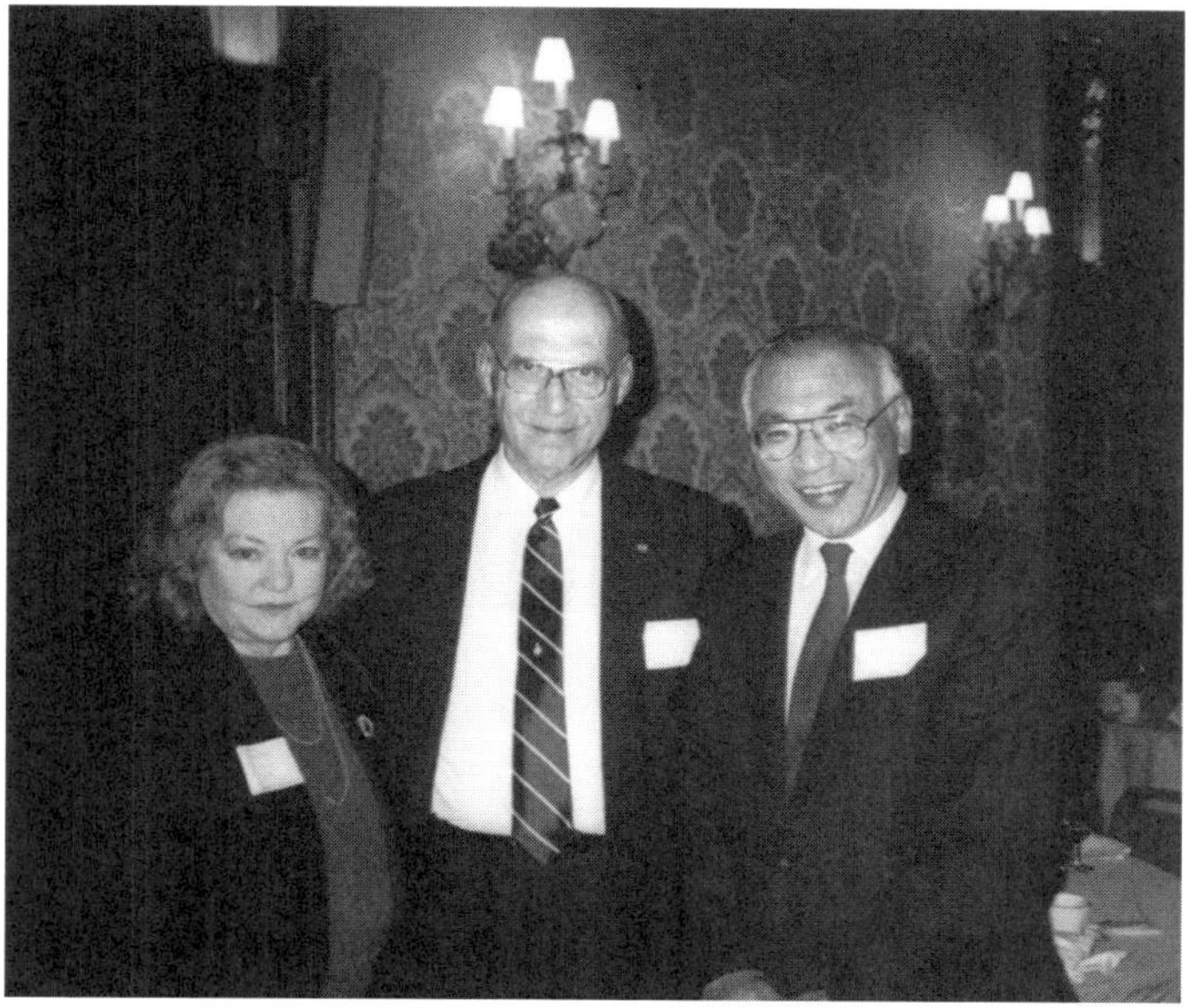

ヘンリー・W・ホルジェス先生御夫妻を
ボルチモア市医師会にお招きして

は、アメリカでは、市、州の医師会のこのような職務は皆、無給である。もちろん、全国会議への参加費用は、どの医師会も出してくれるが、他は一切無い。本当にこれは名誉職以外の何物でもないので、会員ではあっても、ボランティアとして、私のように出て来てくださる医師は、多くはないのである。聖アグネス医師団の会長職も、何とか自分の職務を貫いたが、自分の患者への配慮も、欠けていたのではないかと危惧していたことは否めない。私の悪い癖で、このように、はまり込んでしまうのだろうか。ボランティアとしての喜びは、しかし代え難いものだった。この医師会の一リーダーの他に、川崎市との姉妹都市での大仕事が重なったのだが、次の章で詳しく述べたいと思う。

10　ボルチモア・川崎姉妹都市の委員長に就任

一九五六年、時の大統領アイゼンハウアーが提唱した「ピープルとピープル」、つまり公的な友好関係以外の、人と人との直接なコンタクト、友情関係を推進するという姉妹関係の強化と共に、平和関係をも強化するという構想で、世界各国、県と州や、市と市の「姉妹都市」が続々と出来上がった。私達のボルチモア市は、日本の川崎市が港湾都市などの類似点もあり、正式にその一翼を担うことになった。この報らせは、私にとって、渡米以来の初めて、日本との関係、という本当に耳新しくて、興奮を強く憶えた。ボルチモア側は、著名な四選目のウィリアム・ドナルド・シェーファ市長、川崎側はこれも四選目の伊藤三郎市長の両氏で、一九七九年六月一四日に、ボルチモア市庁舎で、正式に「姉妹都市」が調印された。私はほんの一瞬だけ、両氏の顔と眼が、ピタッと合って、真の友好、特に二人の心が触れ合ったと感じたことを憶えている。私は当時、聖アグネス病院の次期会長の重職で、多忙を極めていたのだが、初めて具体化した日米関係の友好の第一歩を目のあたりにした。後日、そのシェーファ市長から、『川崎・ボルチモア委員会』のボルチモア側からの会長となって、これを発足させ、二者の提携を深め、進めていく事案の中心となって欲しいと依頼され、承諾した。これは正に医者であると共に、自分の周りの社会にも、出来る限りの力を出そうと、非常にエキサイトした。その『川崎コミッティー』は、ボルチモア市民の有力者と、私たち日系二世・日本人社会からのボランティアが中心だったが、ボルチモア市民側は日本に理解があり、両市の経済・文化の発展と交流に関心を持つ方々が参加してくださり、とにかく第一回の会議を議長として開催・進行することが出来た。そして文化、経済、教育、スポーツ、学業などの各々、サブ・コミッティーに人材を配置し、市庁舎で月一回の会合を開き、川崎市との連絡を怠りなく続けた。それは私が四七歳の時であった。翌年の一九八〇年には、市内のロヨーラ・カレッジでM.B.A.の資格を得、また聖アグネス病院医師会会長――プレジデント・オブ・メディカルスタッフに就任したので、いかに血気盛りといえ、仕事中心の生活で、帰宅しても、ただ就眠という日が続いたのを憶えている。

そして一九八三年、私達のボルチモア・オリオールズが、大リーグ・ワールドシリーズで優勝し（一九六六年についで二度目）、日本の読売新聞社からの招待で、一九八四年に日本への遠征が決まり、私は市長一同と共に参加させて戴いた。川崎球場での予定が雨のために中止となったので、シェーファ・伊藤の両市長は、ホテルの会場でのキャッチボールで終わったが、私は両市長の仲立ちとして、日本遠征の毎日を楽しく参加させて戴いた。

そして、一九八四年には、姉妹都市成立五周年の記念として、川崎市および川崎市民からの実に立派な石燈籠を市の中心地である内港・インナーハーバーの一角に建立することが出来た。その式典には、ボルチモア市長および川崎市副市長、日本公使が出席し、そして、私がその司会および進行係となった。約二〇〇名のボルチモア市民の出席を得、除幕式には私達四名が、幕引きをすることが出来た。私は私の第二の故郷ともいうべきボルチモア市の方々が、私達日系人に、これほどまで良くして下さったと、心から感謝の念をこめて、行事を完遂することに専念した。ボルチモア側からは、メアリー・アン・ミャーズという彫刻家による「赤いブイ」という大きな彫刻が贈られたが、川崎市民のみならず、ボルチモア市民が日本訪問の際には必ず訪れるという立派な作品で、私達は非常に誇りに思っている。また文化交流では、日本の茶の文化の紹介に、川崎市から表千家・裏千家の

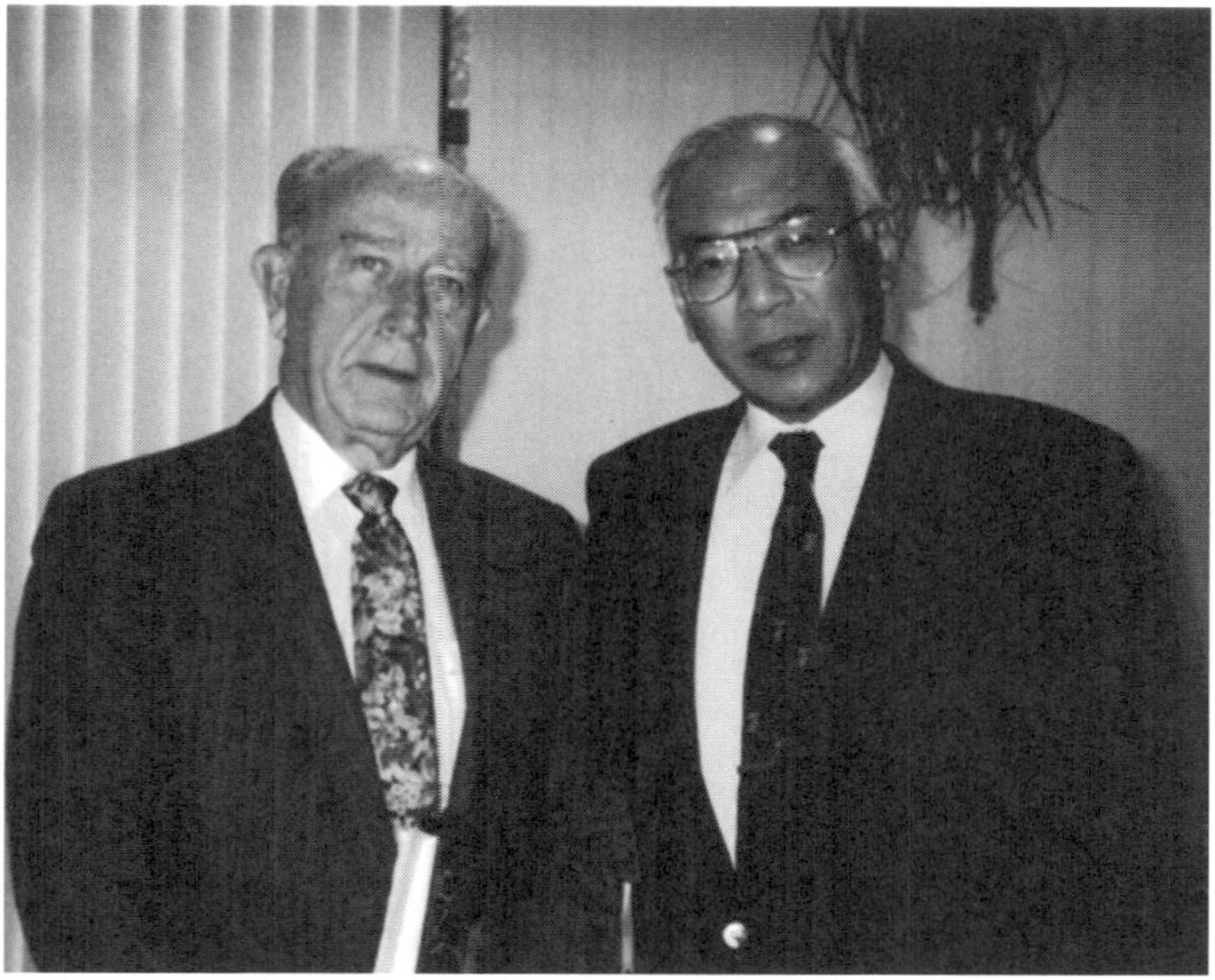

シェーファー・ボルチモア市長と（1985 年）

代表の方が来訪され、ボルチモアの産業会館で、市長・日本公使のご出席の裡に、お茶会を開き、出席された市民の方々にもふるまって下さった。また教育方面では、両市の間に、各中学校を対象として教師交換の話がまとまり、毎年始めは二名ずつ、後には一名ずつの教師が両市から選ばれ、各々二・三の学校を巡回して、ボルチモアからの先生は英語を、川崎の先生は、日本語を教えるという行事が発足し、これが約一三年ほど続いた。現在は、経済的な理由もあって中断されているが、私達はこの立派な行事を今後とも続けるべく努力している。もうひとつ、大切な作業は、ボーイ・スカウト・エクスチェンジのグループである。私達はそのグループを川崎コミッティーのサブ・グループとして今も続けている。二〇一七年は、その三〇周年を迎え、私達はこぞって、その中学・高校生および指導者の各員を祝福した。毎年、グループは両市長への表敬訪問を果たしてから、年中の案に基づいて、各々行動に入る。

このようにして、私達の本旨である『草の根外交』を姉妹都市という名の基に続けてきた。そしていよいよ二〇一九年には、四十周年に入る。これも皆、両市長を始め、両市民の心からの援助があったからこその話だが、私達も来年を前に、種々のプランを練っている。

忘れ難いのは、一九八六年に、全世界の姉妹都市全体を統合する、『シスターシティ・インターナショナル』で、私達ボルチモア姉妹都市が第一等に選ばれ、私達は皆喜び合って、幸せを新たにした。これも、皆市長を始め、関係者の皆様の努力の賜物だと私は心から皆様に感謝した。私達は、お互いに努力を続けたが、一九八九年の一〇周年目に再度、第一等に選ばれた。

私は、その時には委員長を三年やって退き、次の委員長を私達の指名委員会で選出したが、私はこのようなボランティアの仕事は、委員長は、二・三年くらいで新しい方をコミッティーの裡から選んで、皆でサポートして行く、委員長はまたヒラの委員になって、新しく選ばれた方をアシストする、長としての経験を生かして、新しいリーダーを陰からサポートするという考えで、これまでやってきた。現在の委員長は一二代目の方で、一・二年のうちに、次にリーダーとなる方を考えなくてはならない。つまり新陳代謝という訳だ。私はこれまで選んだ方々が各々立派に仕事を続け、さらに新しい考えで、私達の会を発展させて行く姿をみて、全員に心から感謝している。

そして私達のシェーファ市長は、四期を終え、メリーランド州知事になった。次のシュモーク市長は、ボルチモア市、初めての黒人市長として当選されたが、私はこの方にも色々とご指導を戴いた。市での初めてのことであったが、東洋系のボルチモア市民のグループがアフリカ人のグループと一緒になって、そのお祝いに、各グループの衣装・音楽と共に、市内の目抜き通りを、市の各高校のブラスバンドのサポートをはさんで行進した。市民の大喝采を戴き、会場の舞台正面にて私達を迎えてくださったシェーファ新知事とシュモーク新市長にご挨拶をした。私はホプキンス病院などに来ておられる方の子弟、子供達の先頭に立って、サムライ姿で闊歩したのだが、今から考えると、少し恥ずかしい次第である。

そして一九八七年、私が五五歳になって突然、ホワイト・ハウスから通知が来た。レーガン大統領が私を全米アジア系人から選んで下さり、五月のアジア・太平洋系文化継承月間を記念してホワイトハウスのパーティに招待して下さることになったのである。これには全く驚いたが、当日参上してみると、日系三人の他に、中国、インドなどからの著名な方々が一緒なのには驚いた。私と並んだ方は、戦時中に日本軍を苦しめたかの有名なシャノールト空軍総司令の奥方で、際立っていた。老齢とはいえ、言葉のキレ、スピーチも抜群だった。どなたが私をこの場に推薦して下さったのか、未だに判らない。レーガン大統領はそのスピーチで、「東洋人は、真面目で、家庭を大切にすることが最も印象に残る」

という話をしたが、その素晴らしい笑顔は、今も心の奥深くに残っている。大統領は急用のため、私達と共に長くは時を過ごすことが出来なかったが、その立派なスピーチには、心を打たれた。

川崎市は、私が委員長の役目が終わったあとも、何かとお世話を戴いた。故伊藤市長の後も、高橋、阿部両市長もボルチモアに来ていただき、非常に光栄で、私達をどんなに励まして下さったか判らない。また市民の方々、特に斉藤文夫様ご夫妻を始めとする皆様の私達に対するご好意には、皆一同、心から感謝している。また二〇一〇年には、私を初代川崎市名誉国際親善大使に任命して下さった。今後も、両市の発展に、力を尽くす覚悟である。二〇一九年には、両市姉妹都市四〇周年になる。私達は、立派な記念事業への準備を、少しずつ協同して始めている。

二〇一四年（平成二六年）には、はからずも春の叙勲に「旭日小授章」の栄誉を戴いたのだが、私の訪日に合わせて、私のために、叙勲のお祝いに、川崎市長、斉藤文夫様ご夫妻を始めとする市民代表の方々、特にボルチモアに参られて、市民のために大きなお仕事を残された教師の皆様、少年野球団を結成・引率されて、ボルチモア高校生との親善野球という立派なお仕事をされた方々など、昔からの友人達をお呼び下さった。私は心から感謝している。今後も両市・市民のために力を尽くす覚悟でいる。

11　多くの失敗と挫折

このように私がアメリカに来て、一歩一歩前に進むことが出来たのは、何といっても多くの方々のご好意と妻の内助、さらに幸運があったと思う。私は子供の頃から現在まで、一番困ったときにご好意以上の力を貸して下さった方々のことを、はっきりと覚えている。

皆様のなかには、私の所謂《いわゆる》成功話には、反発される方もあると思うが、実はとんでもない。私には、常に挫折がついて廻って、今までそれには一苦労した。既述したが、四修で旧制高校に入り、有頂天になって青春を謳歌したと思って東大を受験し、見事に不合格となり、一遍で萎縮、冷水を頭からかけられて、恐らく生まれて初めての大きな壁にぶつかった。そして一浪の日々を送ることになったが、いつも音楽が、特にベートーベンのシンフォニーが私を励ましてくれた。千葉での医学部を含めた六年間も、失敗は何かとあったが、次第にすぐに原因に気が付くようになり、一歩一歩何とか切り抜けられたと思う。

次の大きな挫折は、横須賀米海軍病院のインターン修了前後のフルブライト渡米の試験だった。合格者には、渡航費が出る特権が出る。私達仲間の四人のうち、私だけが不合格となり、物凄いショックを受けた。これで私の夢であったアメリカへ行って修業する夢が崩れた。もちろん、事業に失敗した父や、病気で苦しむ母に迷惑はかけられないし、少なくとも五〇〇ドル（当時の換算で約一八万円）という金が、私に用意出来る訳はない。幸いに、何人かの米人医師の方々から、借金することが出来、私が渡米して金が出来たら、必ず返すという証文でこれを切り抜けることが出来た。しかし、私がアメリカに行くなどという話が故郷の方々に判れば、借金で苦しんでいる両親や、苦労を続けている姉弟も含めて、「長男渡米の金はどこから出たのだ」という非難も出ること間違いなしと考えて、「私はフルブライトの奨学金で行く幸運を掴んだ」と、偽りの告知をした。本当に親・家族のみならず、故郷の皆様を欺いたことになったが、まったく私自身の考えで、今になっても、申し訳が出来ない。しかし、当時の私にはこれ以外考えられなかったのである。

次の挫折は、これも身から出た錆だが、一般外科医の資格を得てからのことである。すでに詳しく開業当時のことを述べたが、ボルチモア市の応募に応えて、ダウンタウン（下街の黒人街）へ一般医として参画し、外科専門医の枠から少しはずれた生活を毎日喜んで送ったことは述べた。私は誇りをもって診療に従事したが、このことが後年、私の一般外科認定医の試験にまで響くことになったのである。アメリカ外科学会は、外科医となった以上、他の科目、ここでは一般開業医になることは論外だ。私も知らない訳ではなかったのだが、私の医師としての使命は、病める人のため、社会のためという信条をハッキリ持って、やって来た。だから、いざ、外科認定医の試験の時には、不利な立場におかれたような気がした。この試験は非常に厳密で、特に外科部門でも、一般外科のそれは、筆答と口答が、内申書（各病院外科部長からの報告）と重なって、私は非常に苦労した。四年間のレジデントの修練の上に、教科書、ジャーナルの購読、各種の講座、時には大都市で年二回の受験講習会にも出席した。しかし、私のように、病院医長、医師会の仕事、姉妹都市委員会の兼任で、多忙を極めている者にはとても必要な時間がとれず、私は筆答試験で一度失敗、そして大切な口答試験（これは三人の大学外科教授が、試験官）に前後五年のうちに三度も、受けて失敗して、外科認定医の資格がとれなかった。私はひどいショックを受け、一時は、初めて「うつ」のような状態に陥り、患者を診る自信をなくしかけた。しかし多くの外科患者は、そのようなことは何も気付かずに、私を慕って来て下さった。家内からはその時、私に「本当に良い機会です。貴方はこれから、もっと良い医師になるように努力をして下さい」と諭された。心のなかの深い傷がようやく少しずつ治るのが、日に日に判って来た。その当時の写真があり、私にとっても、苦悩の、また怒ったような顔をしているが、それを絵にして貰って、心のいましめにしている。

さらに挫折は続く。市医師会長の職が任期一年、しかしこの一年は私には長過ぎたような気がする。外国人の私が、多くのアメリカ人に混ざって、しかもその方達の上に立つような恰好だから、気くばりが大変であった。とにかく仕事・会議・医師会内部の葛藤、これらは、ボランティアなどの仕事とは全然違う。医師は自分の考えていることが、皆同じ目的に沿うなら本当に結構なのだが、やはり一国一城の主《あるじ》のような性格の方が少なくないので、私は会員や理事の方々の意見をまとめるのが大変だった。失敗の轍《てつ》を踏まないように心をくばった。それでも、私を全面的に支持して下さる方々の助言・忠告などを有難く受けとめてはいたのだが、いつも二、三の方々はあまり好意的でなく、私にはそれが重荷となって心を痛めたこともあった。

果てるかな、私が今度は市からメリーランド州医師会に推挙され、その副議長、広報（パブリック・リレーション）委員長の地位に登用されることになって、毎日の仕事を新しく学び始めたのだが、私に批判的な方だろうか、どこからか私の下街での一般開業医としてのカルテに関する疑問が出始め、医師会の特別委員会のメンバーが、私のカルテの内容を見るべく調査に入り、私もその委員会に呼ばれて、種々の質問を受けた。開業してから三十年近く、何ひとつ患者やその家族から苦情が医師会にもたらされたこともなかったのに、私はアメリカに来て、初めて後ろから背中を刺された感じを受けた。調査されたカルテは、外科でなく、内科の患者が中心なので、私に不備はなかったと思ったが、内科の先生方からみれば、少し杜撰なところもあったのかも知れない。結果的には、これが私の最も大きな失敗だっただろう。ある一定の再修練つまり、改めてカルテの書き方について、始めからのやり直しが必要ということなり、私はその指示に従って、また一年生に戻って、ABCからやり直しの苦痛を味わった。調査委員会のひとりの先生が「ドクター・ナカザワのカルテの方が、私のそれよりずっとましだよ」などと、肩越しに慰めて下さったのを覚えている。私は医師会会長として、自分でも、種々の委員会の仕事を尊重して来たから、別に批判も反論もせず粛々と命に従い、とにかく、無事にこの重荷から逃れることが出来た。何よりも、自分の開業医としての責務に何ひとつ支障がなく、むしろこれを機会に、私のまた新しい人生が開けていくのだから「人生、一寸先は闇だ」という

「ことわざ」もあながち間違いではないのだろう。多くの医師達は、このようなことで挫折して、うつや医業廃止になる方も少なくないのだが、私はいつもあの九歳の時の三平峠を乗り越えた意気を持ち続けることが出来、どんな困難にも七転八起の精神でここまでやって来たのだから、と自分を励ましている。以前申し上げたように、自分の限界を知り得たことが、何よりの収穫のような気持が強く残った。昔から「失敗は成功の基」などと言われるが、このフレーズを胸にしながら、一歩一歩、ネガティブからポジティブに励まされて、これらの危機から逃れることが出来た。

12　東洋医学に魅かれる
～指圧から鍼の世界へ（第三の人生）～

一九九〇年、私も五八歳になり、毎日の開業を一〇年一日のごとく続けていた。が、ある日のこと、私の昔からの患者さんが来院されて、突然「先生にお願いがあるのですが」と言うのである。彼女は、ＮＹにある大橋指圧学校を出て、指導員の資格を取ったので、私に生徒第一号になって欲しいと言うのだ。もちろん、子供の頃から指圧とか鍼灸などの言葉は知っていたが、私は気にとめたことは無かったと思う。が、その時の私の心境は重い責務から解放されて、心に少しゆとりがあったのかも知れない。私は「まあやってみるか」と思って、彼女の一生徒になった。彼女には、他に三人の生徒がいて、週二回の夕方に、講義と、実地の修練が始まった。私は第一印象では、疑問もあり、軽く受けとめていたのだが、指圧を受けると、全身が軽くなり、心が突然プレッシャーから解放されて、気持ちが良くなり、自然とポジティブな心境に入ることを、何度も経験するようになった。

私のいつもの直感なのだが、強いヒラメキを感じたのを憶えている。私はその時、医師の道と、指圧の力を一緒にして、患者の心のなかに、少しでも入って患者を救う道もあるのではないかと感じた。私は一旦決心がつけば、あとは一生徒として勉強あるのみだ。初級から中級へ、そして二年後には、上級のランクをとり、最後はNYにいらした大橋渉先生につき、卒業出来れば、指圧師の免許を取得できるところまで来た。私のとれる時間は、月二度の週末以外はなく、苦労したが、何とか卒業出来た。私の喜びは、西洋医学と東洋医学の一部の指圧が少し身につき、患者を診る考え方も、以前より、もっと内面的なものを診る外科医になったと思う。患者のなかには、私のこのような変化に気付く人も少なくなかった。大橋先生が「中澤先生は、私の所に来て下さる最初で、最後の医者だと思います」と言われたことも憶えているが、果せるかな、私が指圧師の免許を持って、ボルチモア市医師会に、「これを私のオフィスに掲げても良いか」と質問したところ、「とんでもない、こんなものは医者のやるべきものではない。これは医業類似行為のひとつだ」と言われた。前の医師会長が言い出したので、皆びっくりしたらしい。私はがっかりしたが、私は何か自分で得たものは大きい、と強く感じるようになった。自分は東洋人だ、初めて本格的に勉強出来たという満足感もあった。

しばらくして、今度は医師会の方から、もし鍼を勉強するなら、二、三の医学部で鍼の講座があり、そこで勉強して資格がとれれば、医師と鍼と両立出来るという報らせが来た。私は、これだと思い、ＵＣＬＡ医学部の鍼講座に志願して、一九九四年、六二歳にして、また新しい世界に向けて再出発することになった。主任教授はゼョーゼフ・Ｍ・ヘルムスという方で、大学は何とジョンスホプキンス、医学部はＵＣＬＡ、そしてフランスに渡り、大学の時に勉強した仏語を自由に操って、中国で中国鍼を充分に学んで帰られた著名なフランス人鍼学者から、数年間に亘って教えを受け、帰米してから、今度は自分のアメリカ式の鍼講座を開いた。多数のアメリカ人医師が、先生の許に師事し始め、非常に即効的な鍼法なので人気を集めて、遂に大学の講座に組みこまれたのである。アメリカでの鍼は、元々、一九七〇年代に中国から移民した中国医師が、カリフォルニア周辺で、アメリカ人を対象に始めたらしいが、なかなかアメリカの医師がついて行けなかったのに、ヘルムス式の考え方・実技は非常に系統的で、多くのアメリカ医師、特に鍼に興味を持つ人達の信頼を集め、一九八〇年にＵＣＬＡに医師のための鍼学校を創り、卒業出来れば、鍼医師として各州での開業権が得られるので、多数の医師、特に麻酔科、内科を始め、神経科、小児医などは自分の専門の上にさらに鍼を導入して、各々が各地で患者に喜ばれるようになった。ヘルムスは、その医者たちとアメリカ鍼医学会（アメリカン・アカデミー・メディカルアキュパンクチャー：ＡＡＭＡ）という学会を創り、毎年、各地で、シンポジウムを開催した。私達は、この学会に出席して新しい手技・研究を学んでいる。この学会は、有名な方々を全世界から招待して、この部門と元来の西洋医学の統合をはかってきたが、早くも来年は第三〇回の開催となる。

13　一般外科医から鍼医師へ

私は六二歳の時、一九九四年ＵＣＬＡの鍼講座に入学し、一九九五年卒業、すぐ鍼医師の資格がとれた。外科医の他に今度は鍼も使える開業医になったのだが、実は、あの指圧の二年間の勉強が非常に役に立ち、ヘルムス先生の許に入学してすぐ認められ、ＴＡ（ティーチング・アシスタント：助手）として学びつつ、教えるという特権を与えられた。全く何が、いつ役に立つのか判らないものであると私は感動した。私はこの学会（ＡＡＭＡ）の仕事にも従事し、学会では特に、日本で学んだ日本の鍼法で、講演・実技もした。また、学会の中軸として運営にもかかわり、次第にリーダーの一翼となり、ヘルムス先生を助け、また政治的な問題にも力を入れたが、一九九八年、六六歳の時に、卒業生医師・会員の方々を引率して、日本各地の鍼講座の大学や、鍼をなさる著名な医師や鍼灸師を訪問して、私達の視野を拓めた。特に明治鍼灸大学や宮崎の山元利勝先生のご歓待には、心

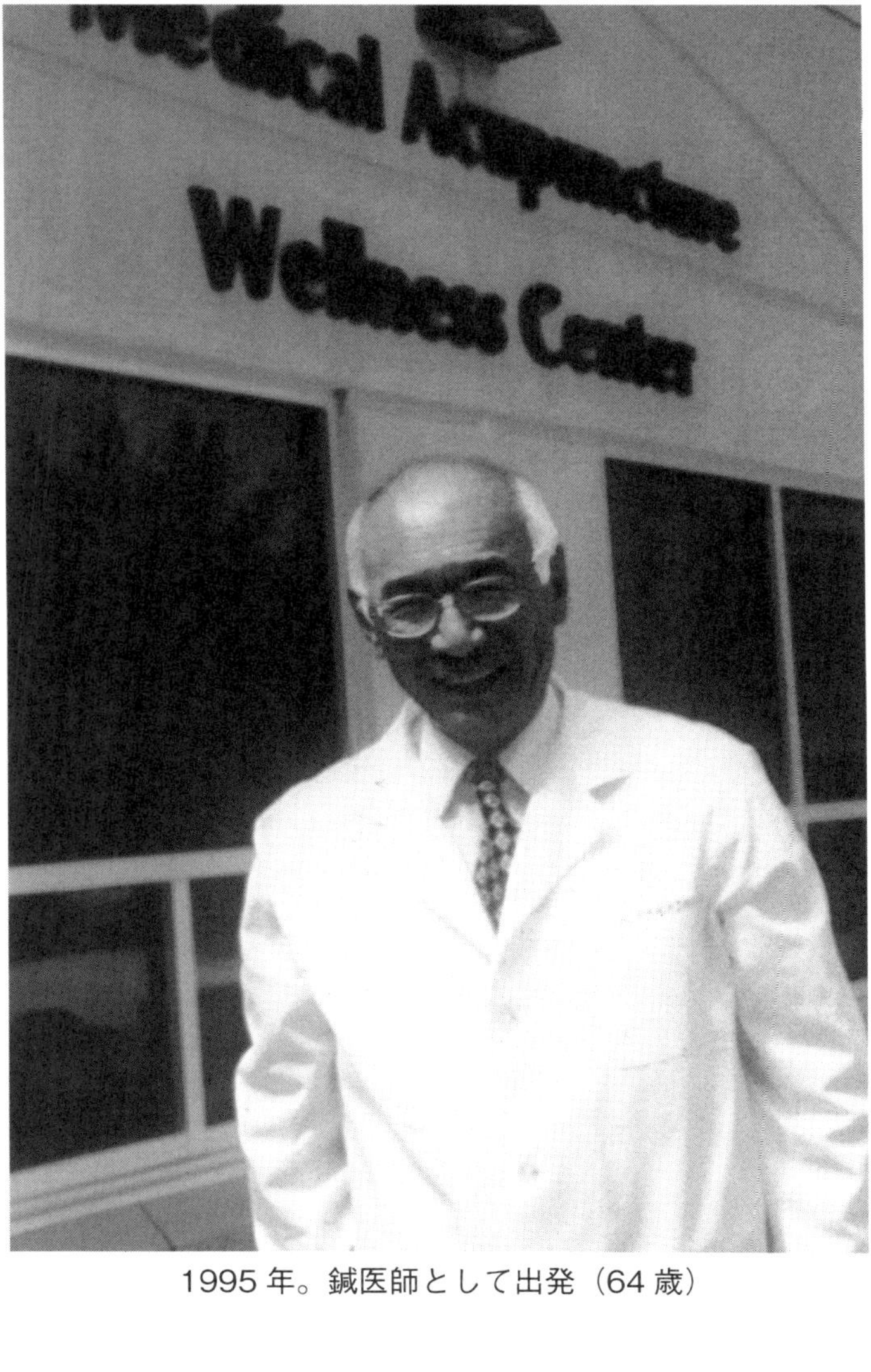

1995 年。鍼医師として出発（64 歳）

から感謝した。

そして今度はアメリカ医師会（ＡＭＡ）に認められたＡＢＭＡ（アメリカン・ボードオブ・メディカルアキュパンクチャー）、すなわち「認定鍼医」という特別な学会を創り、私はその二代目の学会会長（チェアー・オブ・アメリカンボードオブメディカルアキュパンクチャー）に選ばれて、またまた忙しくなった。もうその頃は、市内のオフィスも新しい医師に譲り、外科の方も、次第に若い方に譲り、一九九九年、六七歳の時にはようやく鍼一本で自立出来るほど、患者も増えた。このことについて長年に亘って、私を支えて下さった方々にお礼を述べたが、今でも、その頃の患者さんが、私を助けて下さり、患者を私の許に送って下さるのには本当に頭が下がる。

そして二〇〇〇年、私が六八歳の時に、浜松の間宮《まみや》康喜《やすよし》・眞子《まさこ》様ご夫妻のご好意で、日本医師・鍼灸師の皆様に、このアメリカ式鍼の講座を開くことが出来、皆さまに喜ばれたと思う。このセミナーは年一回だが、一〇年以上も続き、その度に、日本の先生方を訪れて、勉強させて戴き、感謝している。

そして、今度は二〇〇二年、七〇歳の時に、また外国人初めてのアメリカン・アカデミー（ＡＡＭＡ）の会長に選ばれた。先年ヘルムス先生が第一代の会長で発足したこの名誉ある学会での仕事は、その昔、ボルチモア市医師会長としての苦労から較べれば、私も年を重ねたからだろうか、割にスムーズにいった気持ちがした。しかし何といっても、人との和がいつも大切で、アメリカ人の上に立って与えられた職務を続けることは、骨折り以上のものがある。そして、その任期を無事に終えて、一鍼開業医としての毎日を送り続けることの喜びを、今心から味わっている。

14　日本人医師および鍼灸師のための鍼講座

鍼開業医としては、ヘルムス式の電気を用いて行う「電気鍼」が専らだったが、と同時に私はあらゆる手法を模索し、また日本・中国などの手法を修練して、診療の幅を広げた。幸い、鍼患者さんの数も多く、どれが私にとって貴重なものか——つまり私の患者にとって有効かどうかをいつも確かめ、患者が良くなり、喜んで戴けることを念頭に、基本的なこと——つまり「望・聞・問・切」の四診法から始まって、脈診・腹診と舌診を重ねて、患者全体のバランスをみ、診断を下してから、治療に入るというスタイルを続けた。結果が良くなり、患者が喜んで、また次の治療を続けて下さる、と同時にプライマリケアの先生と連絡をとりながら、総合的なものの見方をするようになった。今まで、一般医の方々は、東洋医学、鍼などにはあまり興味がなかった。むしろ反発される医師も少なくなかったが、私も開業二〇数年となり、実績も少しずつ上がって来、患者の口コミで、先生方も少しずつ協力して下さるようになったので、私も今度は学会や病院に、セミナーに、積極的に出るようになった。ジョンス・ホプキンス大学では、有名なパイオニア講座のなかに私を入れて下さったのは、もう一〇年も前のことである。

私はこれを日本にて、日本の先生方にアメリカ鍼医学として、お見せしたいと願うようになった。幸いにして、浜松市の間宮先生ご夫妻の心からなるご支援で、日本各地から、興味をもたれる先生方に集まっていただき、間宮内科で講義、患者さんへの実習、そして討論という毎日を過ごさせて戴いた。集まって戴いた患者さんは、皆長く苦しんで来院される方が多く、私達は、患者さんの訴えをみなテープに録って戴いて、後日に備えるようにした。来院された先生たちへは、各々各地での開業でも、少しでも役に立つように、質疑応答が繰り返された。半数の方々は、すでに鍼治療を毎日の診療のなかに採り入れられているようで、内容的には、実践的で良かったと思った。散会後も、間宮先生が中心になって、日本での経過・連絡などを取り合って下さり、大変なお仕事を続けて下さった。このような鍼医学の実践が一〇年以上も続いたが、これも皆、間宮先生ご夫妻とスタッフの方々、また看護師さんら皆様のご好意と努力の賜物であったと、心から感謝している。今後も出来る限り努力を続けていくつもりである。

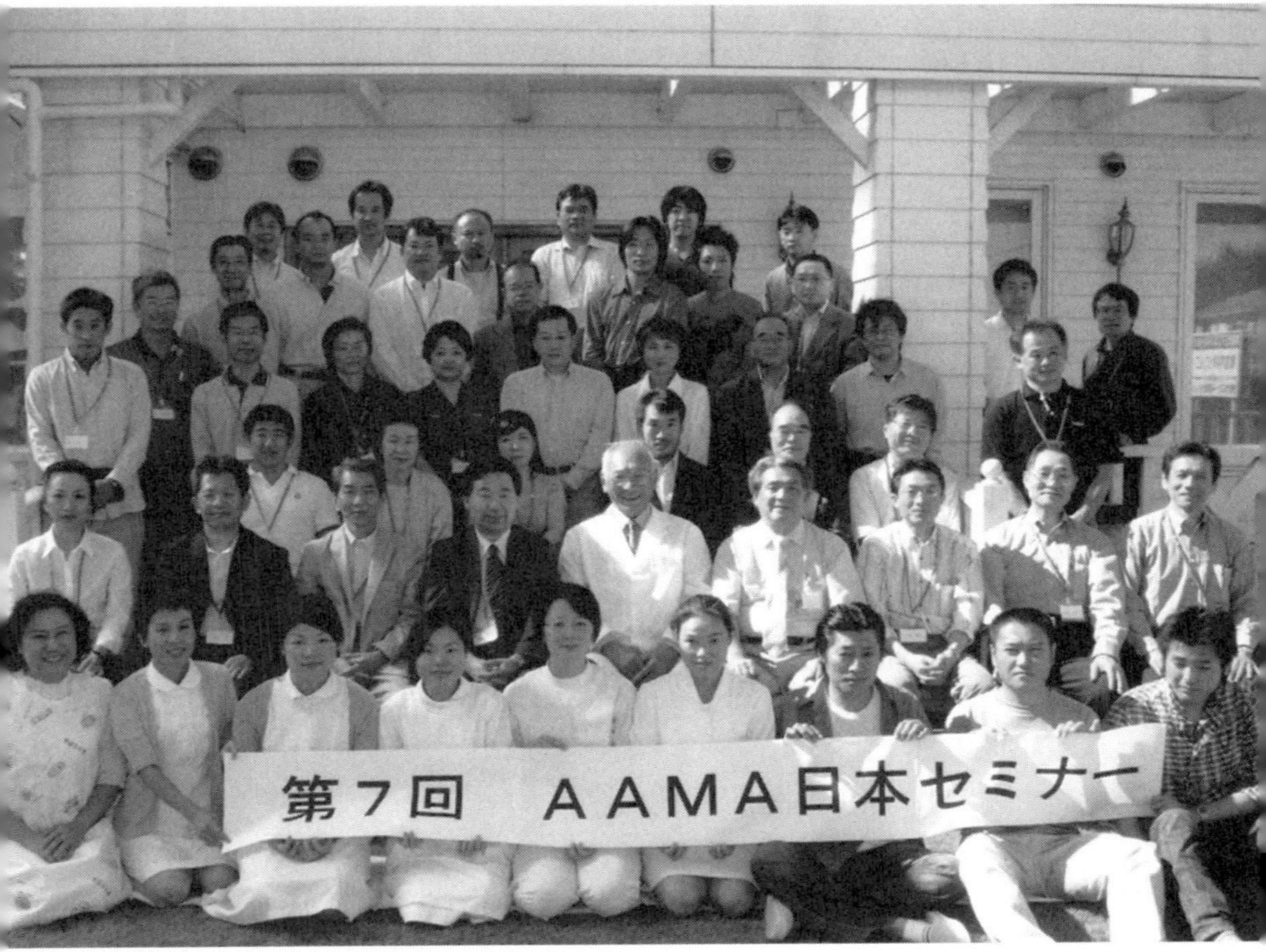

日本への鍼講座
浜松市、間宮内科クリニックにて

15　受章のよろこびと反省

二〇一四年（平成二六年）になり、四月二九日の吉日（天長節）、ワシントンの日本大使館より通知があり、春の叙勲の賞を戴くことになった。私は本当にまさかと驚いたが、戴いたその理由は、色々あり、その公文書は左記のとおり。

平成26年春の叙勲（在外推薦：邦人）
中澤弘医師（82歳）の旭日小綬章受章

平成26年4月29日
在米国日本大使館

平成26年4月29日（日本時間）、日本政府は、平成26年春の叙勲を発表し，その中で中澤弘医師（82歳）への叙勲が決定しました。同氏は、日米医療交流促進に寄与した功績が認められ、旭日小綬章を受章しました。

●賞　賜：旭日小綬章
●功績概要：日米医療交流促進功労
●氏　名：中澤弘（Hiroshi Nakazawa）（男、82歳）
●主要経歴：●元　米国ボルチモア市医師会会長
　●元　メリーランド州医師会副議長
　●元　米国鍼医学会会長
　●元　ボルチモア・川崎姉妹都市委員長（初代）
　●現　医師
●国籍・現住所：日本・アメリカ合衆国メリーランド州

中澤医師は、これまで日米医療交流促進に功労。全米で、日本人として初めて市レベルの医師会会長（ボルチモア市）に就任し、また、メリーランド州医師会副議長も歴任し、日本人医師の活躍の場を広げた。また、平成19年から2年間にわたり米国鍼医学会会長も務めた。同医師のこれまでの活躍があったからこそ、現在のように多くの日本人医師が米国で幅広く活動できる門戸が開かれた。さらに同医師は、長年社会奉仕活動に積極的に従事し、昭和62年には、当時のレーガン大統領から、米国において社会奉仕に貢献したアジア系米国在住人を対象とする表彰を受けた。平成元年には、メリーランド州医師会から社会奉仕賞を受賞。また、米国における日本人及び日本人医師の社会的地位の向上に貢献したとして、平成16年には当時の川口順子外務大臣から、外務大臣表彰を受賞している。

また、中澤医師は、昭和54年、ボルチモア・川崎姉妹都市委員会初代委員長に就任し、日米草の根交流にも大きく貢献した。平成22年、初代川崎市名誉国際親善大使に就任。現在は、同姉妹都市委員会顧問として両都市間交流促進に貢献。

思えば、渡米以来、いつも心のなかに、日米関係を良く長く続けて行くこと、そのために一開業医の私が何をすべきかを、常時、強く胸に刻んできた。これを少しでも認めて戴いたことは、心からの喜びであったが、渡米六一年どんなに多数の方々のお世話になったかは、とても筆致に記すことは出来ない。と同時に、ご迷惑をお掛けした方々も、少なくなかったと思う。私は、田舎者でもあり、八方破れで、言語が不十分なのに、ここまで来れたのは、幸運以外の何ものでもないと自負しているが、とにかく周りの方々に助けられてここまで来られたと、反省しながら、毎日の生活を始めるようにしている。

特に峰子には頭が上がらない。来年で六〇年目になるが、何かにつけて、私の先導者、船頭として、私の行先に気を遣ってくれて、何かと私に手違いのないように、心して大変だったかと思う。アメリカに来た時から「日系二世、三世はバナナの如し」、つまり「外側は黄色人種だが内側は、白人、アメリカ人と同じ考えだよ」と二世の方に言われたことを憶えているが、峰子は違う。外側は白人のごとく振舞い、アメリカ人の考えを貫き通すが、内は、全く日本人のような昔流のところがよく残っていて、時々私は驚くと同時に感謝もした。だから私は全く未熟者で、初めて会話した時に、彼女に「何も心配するな、俺について来い」と言って、笑われたことを、よく覚えている。そして五月二七日には、峰子共々、宮中にて旭日小綬章を戴いた。私のように、アメリカに在住している者に、このようなご配慮をして頂いたことに心から感謝している。

また、日本では、川崎市の皆様、友人の方々、鍼医の皆様、間宮内科の皆様から祝賀会をしていただき、ワシントン大使館では佐々江賢一郎大使ご夫妻による立派な祝賀会を催して下さった。多数の方々、川崎コミッティーの同志者の方々のご参加を得て、家族共々、お祝いをして下さった。私は心から感謝している。私は今後とも一市井の開業医として、日米両国のために心を尽くしていくつもりだ。この度の受章で、前年のホワイトハウスでのレーガン大統領による表彰と共に、二国、日本国天皇とアメリカ大統領から身にあまる賞を戴いたことに、身のひきしまる思いである。今後も皆様のご指導をよろしくお願いいたします。

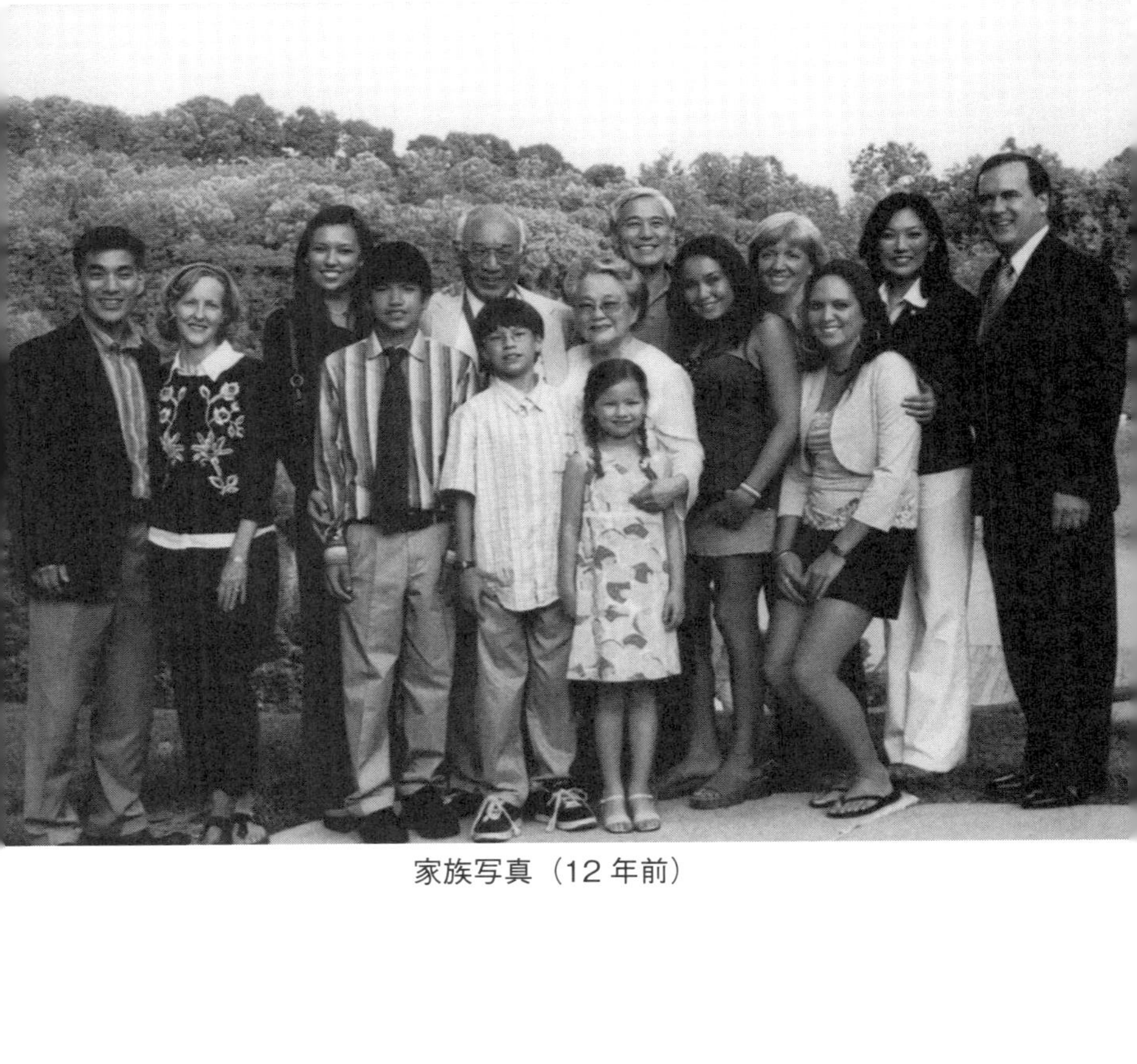

家族写真（12 年前）

16　日本の皆様へ、特に若い人達への願い

最後は日本の皆様、特に若い方々に、私の心からの願いを記したいと思う。いつも帰郷するたびに日本が経済的にも立派になって心嬉しく思っているが、長い間、外で生活していると、かえって内側が少し見えてくる。日本は、果たして本当に繁栄しているのだろうか、内容はどうなのだろうか、がいつも関心の的になる。私の限られた滞在時の感じでは、確かに日本はどんどん良くなって来ている、素晴らしいと思う。特に私のように、二昔も前の日本を識っている者には、確かにそのように思う。しかし、その昔を通ってきた私のような者には、却って、何か物足りなさを憶える。それは、第一に若い人達の血気だ。終戦のあのどさくさを通って来た私達は、八方破れのように努力努力でやって来て、何とか生き延びられたが、今は果たしてどうなのだろうか。アメリカにいて、若い人達、特に外国から来た留学生達が、しのぎを削っているのをみると、日本の若者は、どうなの

だろうか、今こそ、アメリカとは言わないが、若い時に外国に出て、外の空気を吸って、自分の周りにいる人達を識り、そして勉強を積むような努力をしないと、また将来日本はとり残されてしまうような気がする。実際、日本からは留学生の数のみならず、企業や学術の交流などが縮小気味であるということを耳にする。どうか、いつも日本は素晴らしいという前に、将来の日本のためにも、自分で少し外へ出てみることをお願いしたい。

私は今元駐日米大使のジョセフ・C・グルーの『戦前の日本での一〇年』という本を読んでいるが、日米戦争の前年までの日本の風潮がよく記されている。歴史は恐ろしい。外国の人達との交流を早いうちから培って、将来に備えるような努力――例えば、早くから生きた英語――英会話を始めるとか、を考えて下さい。日本の危機は外からのみでなく、内からも起こるものと心配もしている。全く潜越な考えを、この機会に述べさせて戴いた。

いつも遥かに、日本の立派な将来を祈っています。

あとがき

私は、自分の心のなかでは、今まで歩んで来た道程を、いつか書いてみたいと願いながらなかなか実現出来なかった。重い腰を持ち上げて、机の前に坐って、八〇余年の萬事を書き始めることが出来たのは、実は多くの方々のご支援の賜物であることをはじめに記したい。

佐々江賢一郎前駐米大使から、身にあまる立派な「推薦の辞」を戴きました。心からお礼申し上げます。大使はアメリカ人のみならず、私達日系人のためにもご尽力されて、皆感謝しております。奥様共々、健康であられますことを祈念しています。

ミナ・シートさん（Mina Seat）。多忙な大学、メリーランド州立大学、ボルチモア郡分校（UMBC）でのお仕事のあいまを縫って、全く出版に無知な私を、初歩からご指導して下さった。私のためにという真心が、ひしひしと感じられて、本当に助かった。心から感謝しています。

キヨミ・ビューカーさん（Kiyomi Buker）。長年日本大使館で、歴代の日本大使の秘書として大活躍、私達日本人とアメリカの架け橋として、色々とお世話になっていますが、彼女の献身的な努力によってどんなに私達が助けられているか、筆紙に尽せない。特に私にミナさんをご紹介して下さり、ただただ感謝あるのみです。

また、このお二人の蔭で、有志の方々が、私の原稿をタイプにして下さったことも忘れられません。

日本では、出版社（総合医学社）渡辺嘉之様、およびベートーベン社の西出実華さんのご厚意に心から感謝しております。

さて、私は一開業医ですから、患者さんや他の方達と会う機会が少なくないし、また市や州などの方々とも話し合う機会にも恵まれています。日本とアメリカの将来を考えると、その昔、中国の諺に「小医は病をなおし、中医は人をいやし、大医は国を支える」という名言が謳われたのを思い出します。また日本では、十世紀の頃、『医心方』という日本最初の医学書が、丹波康頼によって編集され、彼が七三歳の時、これを朝廷に奏じたと記されています。

その中で、「国をいやすには人を医《いや》す、人を医すには、まず心を医す」の見地に立って、これを『医心方』と名付けたとあります。心を医すを知れば、生を養い、人を医す。人を医すを知れば、即ち国を医すを知る……この「医心方」の大意を私はいつも心にして、毎日、一鍼医師として、まず患者の心を癒すことを念頭にして、励んでいます。

そして、日米両国の発展を遥かに祈りつつ。　（了）

著者略歴（中澤　弘）

一九三二年（昭和七年）：群馬県高崎市で生まれる
一九四八年：東京世田谷の旧制成城高校入学
一九五六年：千葉大学医学部卒業
一九五六〜五七年：横須賀米海軍病院インターン
一九五七年：渡米
一九五七〜六二年：ボルチモア市聖アグネス病院
　インターン・一般外科レジデント
一九六二年：ボルチモア市一般外科開業
一九六二〜二〇一八年：聖アグネス病院・メディカルスタッフ
　（開業開始）
一九八〇年：M.B.A.取得（ボルチモア市ロヨーラ・カレッジ）
一九九五年：ボルチモア市鍼医開業

おもな役職

一九七九年：聖アグネス病院プレジデントオブメディカルスタッフ（全医師会会長）
一九八九～九〇年：ボルチモア市医師会会長
一九九〇年：メリーランド州医師会副議長
二〇〇六～二〇〇八年：ABMA（Chair of American Board of Medical Acupuncture：アメリカ鍼認定医学会）会長
二〇〇八～二〇〇九年：AAMA（President of American Academy of Medical Acupuncture：アメリカ鍼医師会）会長
一九七九年：The first Chair；Baltimore-Kawasaki Sister City Committee（ボルチモア・川崎姉妹都市委員会）初代委員長

表彰

一九八五年：ボルチモア市医師会社会奉仕賞
一九八七年：ボルチモア市の中澤弘医師の日（一二月二日）（デュ・バーン市長）
一九八八年：レーガン大統領主催のアジア・太平洋系文化継承月間（五月）記念パーティ
　にて表彰（ホワイトハウスにて）
一九八九年：メリーランド州医師会社会奉仕賞
一九九四年：外務大臣表彰（川口順子大臣、ワシントン）
二〇〇二年：川崎市名誉国際親善大使（ボルチモア市へ）
二〇〇九年：聖アグネス病院　殿堂入り（第一グループ）「癒しの手」として
二〇一一年：千葉大学医学部同窓会社会奉仕賞
二〇一四年：旭日小綬章（皇居にて）

在米ドクター60年
—日米両国から表彰された開業医—
定価（本体 2,000円＋税）

令和元年（2019年）7月12日　初版第1刷発行

著　者　中《なか》澤《ざわ》　弘《ひろし》

発行者　渡辺嘉之

発行所　株式会社　総合医学社
〒101-0061
東京都千代田区神田三崎町1-1-4
TEL 03-3219-2920
FAX 03-3219-0410
E-mail：sogo@sogo-igaku.co.jp
URL：http://www.sogo-igaku.co.jp/
振替 00130-0-409319

印刷所　シナノ印刷株式会社

ISBN978-4-88378-677-0 C3047
Printed in Japan